知的生きかた文庫

一生、「薬がいらない体」のつくり方

岡本 裕

三笠書房

はじめに

「元気で長生きできる体」をつくる最大の秘訣

「何だか体の調子が悪い……」——そんなとき、どうします？

答えを聞くだけで、私はその人が「元気で長生きする」か、「不健康で早死にする」か、おおよその見当がつきます。

「すぐに薬を飲む」——こう答えた人は、要注意です。調子が悪いときさに薬に頼ろうとする人は、「元気で長生きできる」可能性がぐっと低くなってしまうのです。

なぜでしょうか？　とても単純なことです。

薬は、あなたの健康を損ないこそすれ、健康を増進することはないからです。

つまり、「薬に頼らない体」＝「薬がいらない体」をつくることが**「元気で長生き」を可能にする大きなポイント**なのです。

「薬がいらない体」とは、言い換えれば「免疫力（自己治癒力）が高い体」です。そんな体をつくっていけば、今現在、薬を飲んでいる人は、すぐさま薬と決別できます。そして今は薬を飲んでいないという人は、今後も一生、「薬とは縁のない人生」となるでしょう。

私は、定期的に老人ホームを訪れます。

そこで得た実感――それは、長生きをしている人、いつもはつらつとして元気な人で、**薬をたくさん飲んでいる人は皆無**だということです。

反対に、口を開けば体の不調を訴える人、顔色が悪く、明らかに元気がない人ほど、意外や意外、「山盛りの薬」を後生大事に飲んでいることが多いのです。

ハッキリ言いましょう。長生きする人は、体が丈夫だから長生きするのではなく、必要最低限しか薬を飲まないから、長生きするのです。反対に、必要のない薬を飲みすぎたために、健康寿命を縮めてしまったと言えるケースも、多々あるのです。

薬を飲めば、たしかに、つらい症状はたちどころに消えるでしょう。しかし、薬は目先の症状を消しても、**結果的には体の免疫力を下げてしまう**のです。

このように体本来の力を阻害するのが、薬のもっとも恐ろしいところです。

だからこそ、「薬がいらない体」、すなわち「免疫力の高い体」をつくることが、「元気で長生き」のために絶対不可欠なのです。

本書では、今現在、薬を飲んでいる方には、実際に「薬をやめる方法」も紹介しながら、「自分で免疫力を高める簡単な方法」を集めました。

といっても、何もむずかしいことはありません。苦しいこともありません。

たとえば、「2分間、爪をもむ」という方法があります。簡単すぎて驚かれるかもしれませんが、これは、**免疫力を高めるもっとも手っ取り早い方法**の一つです。

指先には、「自律神経のツボ」が集まっています。そこを刺激することで自律神経のバランスが整えられ、自ずと免疫力が高まるというわけです。

このような「免疫力を高める方法」をクセにする。これこそが、「一生、薬がいらない体」＝「元気で長生きできる体」をつくる最大の秘訣です。

ぜひ、あなたの体が本来持っている免疫力を、ぐんぐん高めていってください。

岡本　裕

『一生、「薬がいらない体」のつくり方』●もくじ

1章　「薬がいらない体」だから元気で長生きできる！

2章 今日から始める「薬がいらない体」のつくり方

3章 実践！「医者に頼らない生活」の始め方

4章 医者いらず——「9割の病気」を自分で治す法

5章 病院に行く前に「これだけ」は知っておく！

本文イラスト――高村あゆみ
本文DTP――川又美智子

〈お断り〉

すべての物事に例外はつきものです。本書では明快さを優先させるため、少数の例外があることは重々承知のうえで話を展開しています。その点をご留意いただければたいへんうれしく思います。

1章

「薬がいらない体」だから元気で長生きできる！

これからは「薬がいらない体」が絶対必要！

ある日、突然、法律が改正され、すべての薬の発売、服用が禁止になってしまったら——？

もちろんそんなことは、万が一にもあり得ない絵空事でしょう。もしその「万が一」の事態になったら、きっと多くの人たちが困ることになるでしょうし、あちこちから猛反発を受けるはずです。

ところが、仮にそんなことが起きたとしても、実際には悪いことばかりではないのかもしれません。

いっぽうで、じつは**すごくハッピーになる人たちも多い**と言えます。むしろ薬がなくなって困る人たちよりも、皮肉にも幸せになる人たちのほうが、はるかに多いというのが現実なのです。

薬や医者が存在する世の中よりも、**薬や医者が存在しない世の中のほうが、病気になる人の数、早死にする人の数は、圧倒的に少なくなる**――。

私もいやしくも医者のはしくれで、ごくたまには薬を処方することもある身の上です。その私が「薬や医者なんてないほうが……」などと言うなんて、読者のみなさんからすれば聞き捨てならないことでしょう。

でも、病院から製薬会社までを含めた医療界の現状を踏まえると、どうしても自虐的に、そして悲観的にならざるを得ないのです。

今から10年以上前のことです。

１９９８年の10月、世界中の医療界に衝撃が走りました。

これは医療界ではとても有名な事件なのですが、はたしてみなさんのお耳に達しているのかどうかは、定かではありません。

「世界でもっとも医療が進んでいる国」と目されていた米国で、年間なんと10万人もの人たちが、病気ではなく、**薬の副作用が原因で亡くなっている**――こんなとんでもない事実が明るみに出たのです。

1994年の1年間に、米国では30億件、薬が処方されました。そのうち、じつに200万人が副作用で入院し、10万人もの人たちが死亡していたのです。

この10万人という数は、死因の順位で言えば「心臓病」「ガン」「脳卒中」についで〝堂々4位〟というすさまじい数字です。

つまり米国民の死因の第4位は、病気や事故などではなく、たかが「薬の副作用」だった、ということなのです。

医療最先進をほこる米国で、こんな理不尽な話があっていいのか――一時はそんな議論が医療界に巻き起こったのですが、なぜか今はトーンダウンし、そんな議論のあったことさえ風化しつつある今日このごろです。

「元気で長生きする確率」を格段に高める法

そもそも、「薬を飲む」とは、いったいどういうことなのでしょうか？

あまりにも薬が生活に浸透しているため、こんなことは考えたことがないかもしれません。

私たちの体内では、つねに化学反応（酵素反応）が起こっています。薬を飲むということは、体内の化学反応のどこかを止めたり、逆にあおったり、何かしら作用して、**その流れを変える**ということです。

川にたとえてみましょう。とめどなく流れている川のどこかをせき止めたり、流れを変えたりしたら、どうなるか――。

もちろん、川をせき止めること、流れを変えることには何か目的があるはずですから、まずは期待どおりに、その目的は達成されるでしょう。しかし、起こりうる変化は、そんな期待どおりの効果だけですまないのです。

川の流れを変えると、その上流でも下流でも川の様相は一変してしまいます。そして、川の流れそのものだけでなく、たとえばその流域の生態系までも大きく変えてしまうのがつねです。

人間の体も、これと同じ。

つまり、たった一つの薬を飲んで、たった一つの好ましい効果を得ようとしただけで、**体全体を不自然な形に変えてしまいかねないのです**。

それが、どれほど危険なことか。

薬の副作用で死んだりしないためにも、まずは、あなたのなかの「薬＝安全でいいもの」という思い込みを、「薬＝危険で悪いもの」と書き換えてしまいましょう。

それだけでも、元気で長生きできる確率は格段に高まるはずです。

ハッキリ言いましょう。「薬」は「毒」です。

「薬」と「毒」は反対語ではなく、同義語なのです。

私たち医者は薬を処方しますが、薬を全面的に肯定しているわけではありません。

ありていに言えば、〝**毒を以て毒を制する**〟という、とても危険な綱渡りのようなことをやっているのです。正直言って、「やむなく処方している」のです。

ただ、だからと言って「薬」を「毒」と言ってしまえば、身もフタもありませんし、言うほうも気が引けます。だから、さも「いいもの」であるかのようなイメージを与えるように、「毒」を「薬」と、うまく言葉を置き換えているだけなのです。

私は、いまだかつて「長生きの秘訣は薬だ！」というお年寄りに出会ったことはありません。実際に長生きをされている方で、薬をたくさん飲んでいらっしゃる方にお目にかかったこともありません。

誤解のないように言っておきますが、その方々は、長生きができるほど体が丈夫だから長生きしているのではありません。本当に必要なときに、必要最低限の薬しか飲まないから、長生きしているのです。

逆に言えば、早死にする人のすべてが、体が弱いから早死にするのではありません。無用に薬＝毒を摂取しすぎたために、**もっと長生きできたはずの人が早くに亡くなってしまったと言えるケース**も、たくさんあるのです。

「妙薬になる薬」「毒になる薬」を知っておく

私はただただ、**事実を述べているだけ**です。

最初からさんざん薬をこき下ろしてしまいましたが、別に他意はありません。もちろん製薬会社に恨みもありません。

ちなみにほとんどの医者は義理堅い性分のせいなのか、お上品なのか、なかなか悪い事実をストレートに述べようとしません。

メディアも立場上、やはりスポンサーには気を使わなくてはいけませんので、これまたなかなか真実を述べることができません。薬のＣＭの多さからも、製薬会社が巨大なスポンサー群であることがわかります。

では、誰が事実を言えばいいのか？

そういった意味でも、患者さん（消費者）の視点で、ありのままを述べる代弁者も、ときには必要ではないでしょうか。本書では、私がその役を買って出たというわけです。

もっとも、できるだけ薬を用いないで患者さんを治そうとする善良な医者も、ごく少数ながら、実際にはいるということもお伝えしておかなければいけません。

そんな奇特な医者は、薬は諸刃の剣だということを重々わかったうえで、「どうしても」という場合に限って必要最低限の薬を処方します。

そして必ず経過を慎重に見守りながら、必要に応じて綿密にさじ加減を行ないます。もちろん、**しかるべき時期がくれば、すみやかに薬を止めることを忘れません。**

これが、**医者の本来の姿勢**です。

人の体は千差万別ですから、どんな名医でも、薬の効果や副作用を100パーセント事前に予測することはできません。何が起こるか予測不可能なのが薬の正体であり、薬を出すことは、医者にとってギャンブルみたいなものなのです。

たとえば、病院の問診票には、必ず「薬のアレルギー」の有無を聞く項目がありますす。たしかに過去にアレルギーを起こした薬は、今回もアレルギーを引き起こす可能性が高いので、これはとても有用な質問項目と言えます。

では、逆に、今まで安全だった薬が今回も安全かというと、そうとも言いきれません。前は大丈夫だったのに、今回はダメだったということも、ままあるのです。だから、**薬を出すことはギャンブルに近い**のです。

くり返しますが、薬は毒です。そのような危険物は、それをうまく使いこなせるプロフェッショナル（医者や薬剤師）に扱われてこそ、はじめてその本領を発揮する「いいもの」になれます。つまり、薬が「いいもの」になれる瞬間というのは本来、非常に限られているということです。

その非常に限られた瞬間の典型例を、一つあげてみましょう。

たとえばステロイド。巷ではずいぶん悪者扱いされているようですが、これこそ、必要とされた瞬間には人の命を救える、数少ない薬の一つです。

気管支喘息という病気があります。ふだんはほとんど症状が出ないので、どのあたりが病気なのかと見まがうほど、重篤なイメージはありません。

ところがある日突然、ほとんど息ができないほど炎症反応がひどくなって、気管支が閉じてしまうことがあります。今までふつうに息をしていたのに、ほとんど息ができなくなるのです。そのまま放っておけば、死に至ります。

そばアレルギーも、非常に危険な病気です。そばにアレルギーを持っている人が誤ってそばを食べると、突然、全身の血管が開いてしまって血圧が降下し、ショックに陥ってしまうというものです。たいていは意識もなくなり、もちろん放っておけば命を落とすのは時間の問題です。

どちらの場合も、ここで救急車が駆けつけて、**間髪入れずにステロイドを注射することができるかどうかが、生死の分かれ目になります**。このステロイドという薬がなければ、どんな名医でも救うことはできません。

ステロイドは、炎症反応をたちどころに止めてしまう妙薬なのです。このステロイドのおかげで命を救われた人の数は、膨大なものになるはずです。

現に、気管支喘息の発作だけでも、日本で1年間に約6000人もの人たちが犠牲になっています。これは、交通事故死をしのぐ数字です。適切な処置をしていれば助かっていたはずの人たちです。

つまり薬のなかには、**ごく少数ながら「絶対になければいけない薬」もある**のです。ただしその扱いには非常に慎重を要するとともに、使用範囲はごく限られているということです。

薬というのは本来、こういうものです。けっして、みなさんが気軽に常用するような代物ではありません。

できる医者ほど「薬を使わない」

薬をいくつ出しているか――これだけで、医者の力量が簡単にわかります。処方内容なんてくわしく見なくても、薬をたくさん出す医者にいい医者はいない、と見て間違いありません。

患者さんのなかには、薬をたくさん出してくれる医者ほどありがたがる人もいますが、これが大きな勘違いです。本当はまったく逆で、まともな医者ほど、処方する薬をいかに少なくできるかに腐心するものなのです。

反対に、**能のない医者ほど、薬をたくさん出したがります**。なぜなら、ひと言で言えば、自分の腕で患者さんを治療する自信がないからです。それ以外の理由があるとすると、単に儲けたいからにほかなりません。

薬が多くなるのは、患者さんが訴えた症状の数の分だけ、あるいはそれ以上に薬を処方しているだけだからです。

それくらいなら、医者でなくても、自動販売機でもできます。きっと自動販売機のほうがより正確でしょう。よく「3時間待ちの3分診療」などと言いますが、自動販売機なら、症状に合わせてボタンを押すだけ。3時間も待つ必要はありません。

……というのは悪い冗談ですが、こんなことを言いたくなるほど、薬をたくさん出す医者というのは、何も考えずに、ただただ症状に見合うとされる薬を、ごくごく単純に足していっているだけなのです。

もちろん、そんな医者をありがたがる患者さんにも、問題があります。怠慢な医者と無知な患者——この組み合わせが、薬があふれすぎている日本の現状を生んでいるのです。

自信のない医者は、薬を出しておけば無難だと考えます。

なぜなら、たまたま薬の効果が出ればラッキーですし、たとえうまく効果が出なくても、あるいは薬の副作用で少々患者さんが苦しんだとしても、**薬のせいにすればすむ**からです。

患者さんのニーズに合わせ、しかも天下の標準治療、つまりお上の指図どおりに医療行為をしているのですから、自分の非を責められることはありません。

もし、あえて薬を処方しないで、自助努力で自己治癒力を高めることを患者さんにアドバイスしたら、どうなるでしょうか。

何かちょっとでも症状が出ようものなら、「薬をくれなかったから悪くなったんだ」と責められます。ヤブ医者という悪評もきっと立ってしまうでしょうし、へたをすると、訴えられるはめになるかもしれません。

こうなるとわずらわしいので、医者にしてみれば、患者さんの要望どおり、薬を出しておいたほうが無難なのです。

うれしい関係――いい医者は「話をよく聞く」!

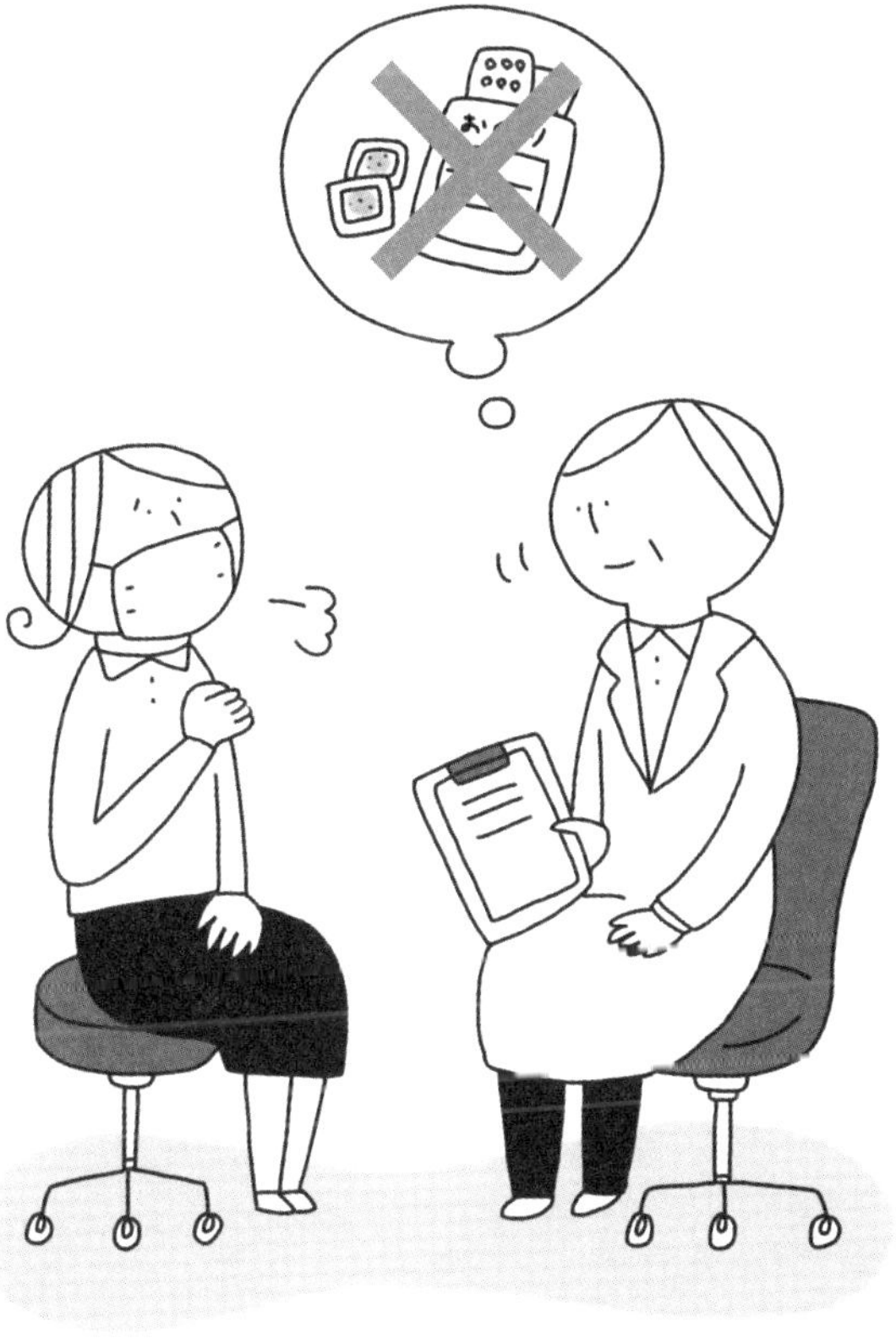

医師一人ではなく、医療界全体の問題なので、その心情も理解できないわけではないのですが、やはり患者さんのことを第一に考えれば、見過ごせません。

みなさんも、自身や家族の方々が医者にかかっておられるなら、まずは1日に処方されている薬の種類を数えてみてください。5種類以上の薬が処方されていれば、自分の腕に自信のない、ちょっと危ない医者かもしれません。

そもそも、前にも述べたように、薬を一つ処方するだけでも、本当はすごく勇気の要ることなのです。ひょっとしたら、数分後にとんでもないアレルギーを引き起こしてしまって、目の前の患者さんが命を落とすことになるかもしれません。

そんな危険を冒すくらいなら、ほかの手立てはないものだろうか？――こう考えるのが、自然な発想です。ほとんどのケースでは、**そんな危険を冒してまで薬を用いる必要がない**というのが、私の信念です。

たった1種類の薬でもそうなのですから、薬の数が多くなれば、薬そのものの作用だけでなく、薬同士の相互作用も複雑になってきます。つまり、薬が多くなればなるほど、リスクが増えてしまうのです。

こうして見ると、安易に大量の薬を出す医者が、いかに無責任で、患者さんのことを考えていないかが、よくわかるのではないでしょうか。

医原病――患者が「絶対に知っておくべきこと」

「医原病」という恐ろしい病気があることをご存じでしょうか。

医者にかかったために、あるいは医者にかかって薬を飲んでしまったために、ならなくてもよかった病気になってしまうことを指します。

たとえば、本章の冒頭で挙げた米国の薬害の10万人などは、れっきとした医原病の犠牲者です。

まったくばかばかしい話です。まるで善良な市民が、スーパーマンに襲われるようなものです。でも、この理不尽な医原病、**じつは稀ではありません**。むしろ日常茶飯事と言ってもいいくらいなのです。

実際、いくらでも例がありますが、典型的な2例をあげてみましょう。

昭和40年代後半くらいまでは、風邪を引いただけでもすぐに解熱剤などを注射することが頻繁に行なわれていました。その当時の注射針は今のように使い捨てではなく、同じ針で何人もの人に注射をしていました。

じつは昭和の20年代からすでに注射針の使い回しは危険であるとわかっていたのですが、政府は何ら適切な手立てを施すことはありませんでした。

そのため、今にわかに問題にもなっていますが、B型肝炎ウイルス、C型肝炎ウイルスに感染してしまった人たちが何百万人もいるような事態になっているのです。

もちろん感染してしまった人たちには責任はないのですが、安易に解熱剤を注射したがために、**無用なリスクを背負うことになってしまった**のは、まぎれもない事実です。

みなさんもよくご存じの「サリドマイド事件」も同様です。

もともとサリドマイドという薬は、単なる睡眠薬として発売されました。ところが、じつはその睡眠薬サリドマイドには、胎児の奇形を誘発するというとんでもない副作用が隠されていたのです。

たまたま、もちろん何の罪もない妊婦さんたちが睡眠薬として安易に服用してしまったばかりに、生まれてきた３００人あまりの子どもたちに奇形という気の毒な後遺症を引き起こしてしまいました。

しかもそのうちの半数は、海外ではすでに発売中止となっているにもかかわらず、日本政府が販売中止命令をなかなか出さなかったために被害に見舞われたという理不尽なケースなのです。

結局は患者さんだけが犠牲になり、治療者側はほぼおかまいなし、国や製薬会社は形ばかりの謝罪をと、これがおおかたの医原病の実態です。

薬害が絶えることなくくり返されるのは、とどのつまり、いつの世も政府というものは口先だけで、国民のほうには目がまったく向いていないということです。

こうなったら、**自分で自分を守るしかありません**。医者にかからず、薬に頼らず、元気に長生きすることは、自分の意識さえ変えてしまえば、そうむずかしいことではないのです。

「頭痛に頭痛薬」では頭痛は治らない

そもそも薬とは、何のためにあるのでしょうか。

ひと言で言えば**「その場しのぎ」――やむを得ないときの応急処置のため**です。

前にご紹介した喘息の発作やそばアレルギーのように、「その場しのぎ」が命を救うこともあるのですから、まったく存在価値がないとは言えません。

ただ、よく考えていただきたいのは、次の質問です。

でも、薬で病気が治ると思いますか?

おそらく誰しも経験のある頭痛を、例にあげましょう。

仮に今、あなたがひどい頭痛で困っているとします。もちろんしばらくすれば自然に収まってくるのですが、がまんができません。おまけに大事な会議が目前に迫っているとしたら――。

頭痛薬のＣＭにでも使えそうな状況設定ですが、ここで頭痛薬を飲めば、たちどころに頭痛は収まります。

ですが、これは厳密に言えば頭痛という症状、つまり「痛み」を止めただけであり、「頭痛そのもの」を治したことにはなりません。

つまり「臭いもの」にフタをしただけで、「臭いもの」それ自体は、**まだあなたの体に居座っている**のです。

私が、「薬の服用はその場しのぎ」と言う理由は、ここにあります。

では、頭痛薬を飲むことはまったく意味がないのか？

――そんなことはありません。

頭痛をはじめ、「痛み」というものはとかくやっかいなものです。ある意味では人類の敵ではないかと思ってしまうほどです。たとえ自然に収まるとわかってはいても、一刻も早く不快な症状をなくしたいというのは、誰でも同じでしょう。

したがって、「頭痛に頭痛薬」も、たまには「あり」だと思うのですが、ただ、常用するとなると、話はまったく別です。

なぜなら、たかが頭痛薬でも、常用することがガンを引き起こしてしまう場合もあるからです。

事実、ガン患者さんのなかには、頭痛薬（消炎鎮痛剤）のヘビーユーザーだった方も少なくありません。ガンにまでならなくても、頭痛薬（消炎鎮痛剤）のヘビーユーザーには、免疫を担う細胞、リンパ球の数が極端に低下している人も非常に多いのです。

このように安易に頭痛薬に頼ることを続けると、とんでもない病気を招くかもしれません。

たかが頭痛薬の常用で、場合によっては命を落としかねないとしたら――。

これほど理不尽なことはないでしょう。

常用する前に、まずは頭痛の原因を解消することが大切です。

具体的な方法はあとに譲りますが、大方の頭痛は、生活習慣に原因があります。

したがって、**生活習慣をちょっと見直すだけで解消するケースがほとんど**なのです。

「薬は短期で飲む」が鉄則

薬を飲むことには、ものすごいリスクをともなう。

ここまでの話で、だいたいわかっていただけたと思います。

薬は、あなたの健康を損なうことはあっても、健康を促進することはありません。

こう言いきってしまうと驚く方もいらっしゃるかもしれませんが、本当にそうなのです。だから常用は断じていけないのです。

「胃腸薬くらいなら大丈夫だろう……、害なんてないはず」といった例外も、認められません。

たしかに、胃腸薬は安易に処方される薬の代表格です。しかし、次のようなケースを知ったら、今後、おいそれと胃腸薬など飲めなくなることでしょう。

元気に暮らしていた78歳のおじいさん、少し胃腸の調子が悪いと訴え、近くの開業医にかかりました。開業医は急性胃炎と診断し、ごくふつうの胃腸薬（シメチジン）を処方しました。

おじいさんは早速、その薬を服用しはじめました。ところが翌日から、わけのわからないことを言いだしたり、奇声を発したりしはじめたのです。まわりは、急に認知症が進んでしまったのかと騒然となりましたが、怪しいとにらんだ胃腸薬（シメチジン）をやめると、たちどころに症状はなくなり、ことなきを得ました。

医師の世界には、**「新しい薬を飲みだすと、何が起こるかわからない」**という格言があります。それほど、新しい薬を処方する際は要注意なのです。

それにしても、なぜ「ごくふつうの胃腸薬」が、そんな状態を引き起こしたのでしょうか？　信じがたいことかもしれませんが、ここが薬の恐ろしいところです。

シメチジン（H2ブロッカー）は、もちろん胃に作用する薬なのですが、じつは頭、つまり神経や精神にも作用するのです。とくにお年寄りや、たとえば腎臓の機能の低下した人など少し解毒能力の弱い人が安易に服用すると、稀に「せん妄」や「けいれん」が起きたりするのです。

こうしたことを政府はあまり公表しませんし、処方する医師のほうも、リスクに無頓着すぎるケースが大半です。

たかが胃腸薬であっても、薬は薬、けっしてあなどってはいけないのです。

ただ、飲むのが短期であれば、場合によって、デメリットよりもメリットが大きくなることもあります。これが、**薬の唯一の存在意義**です。それ以外のケースで、薬＝毒は飲まないに越したことはありません。

だからこそ、前に述べたように、できる医者ほど薬を処方しないのです。

ただ、こうした善良な医者たちは、おうおうにして「ヤブ医者」のそしりを受けがちです。薬を安易にたくさん、気前よく出してくれる医者が「いい医者」だと誤解している患者さんがたくさんいるからです。

「あの先生は、言うたとおり、何でもすぐに薬を出してくれる、ほんまに親切なお医者さんや～」……こういうふうに薬に対していいイメージしか持っていない人には、本当に閉口してしまいます。

ですから、なおのこと、薬の功罪については、声を大にして何度でも言っておきたいところなのです。

「体からのイエローカード＝便秘」を見逃すな

便秘がちだから便秘薬を飲む――これは大きな間違いです。

急性の便秘は大腸ガンや腸閉塞といった重大な病気の原因となりますが、慢性的な便秘は、ほとんどが命にかかわるものではありません。

ただ、**便秘になっていること自体がまずは問題**です。

消化、吸収、排泄という、体を維持するための重要なプロセスがスムーズでないという一つの証拠だからです。これを軽視してはいけません。

しかし、それを便秘薬で解決しようというのは、大間違いなのです。

便秘とは、ひと言で言えば、腸管の働きが不十分なために便が出ない症状です。これを便秘薬で安易に対処すると、腸管はますます動かなくなります。するといずれは便秘薬が効かなくなり、量や種類が増えることになります。量や種類を増やせば、またしばらくは効くようになるかもしれませんが、ますます腸管が動かなくなるので、**薬の効果が出なくなるのは時間の問題**です。

というような「いたちごっこ」を続けているうちに、山盛りの便秘薬を飲んでも数日に1回くらいしか便が出ない、なんてことにもなりかねません。

薬に頼るうちに、腸管は自分で動くことを忘れてしまいます。自分が動かなくても便は出るんだと、開き直ってしまうのです。

もちろん、この腸管の開き直りは、薬を飲んでいる自分自身にもあてはまります。「薬を飲めばスッキリ出るんだから、それでいいじゃないか」というわけです。

ところが、そうしているうちに便が出にくくなるばかりか、この状態がいずれ重大な健康障害を招くとしたら……開き直ってはいられません。

たしかに慢性便秘は、ほとんどが当座の命にかかわるものではありません。

でも、長い目で見ると、便秘を生み出している原因が、健康度（自己治癒力）を低下させ、寿命に大きくかかわってくることは間違いありません。

つまり便秘は、**「何かがおかしい」という体からのイエローカード**なのです。

便秘の原因は、さまざまです。人によればストレスかもしれません。不規則な生活リズムかもしれません。食生活に問題があるのかもしれませんし、単に運動不足が原因かもしれません。

大事なことは、その原因を放ったらかしにしておくと、やがてもっと大きな病気につながる可能性が高いということです。

たかが便秘と思うかもしれませんが、便秘は一つの指標です。便秘には何らかの原因があるはずで、その原因を改めたほうがいいですよ、という体からのイエローカードなのです。

そういうふうにとらえると、「たかが便秘」ということにはならないでしょう。

「私は便秘体質だから」などと言う人もいますが、そんな「体質」は存在しません。便秘は、間違った生活習慣の結果にすぎないのですから、便秘が続いているのなら、自分の生活習慣を振り返ってみる必要があるということなのです。

「幸せなカラダ」「不幸なカラダ」一番の違い

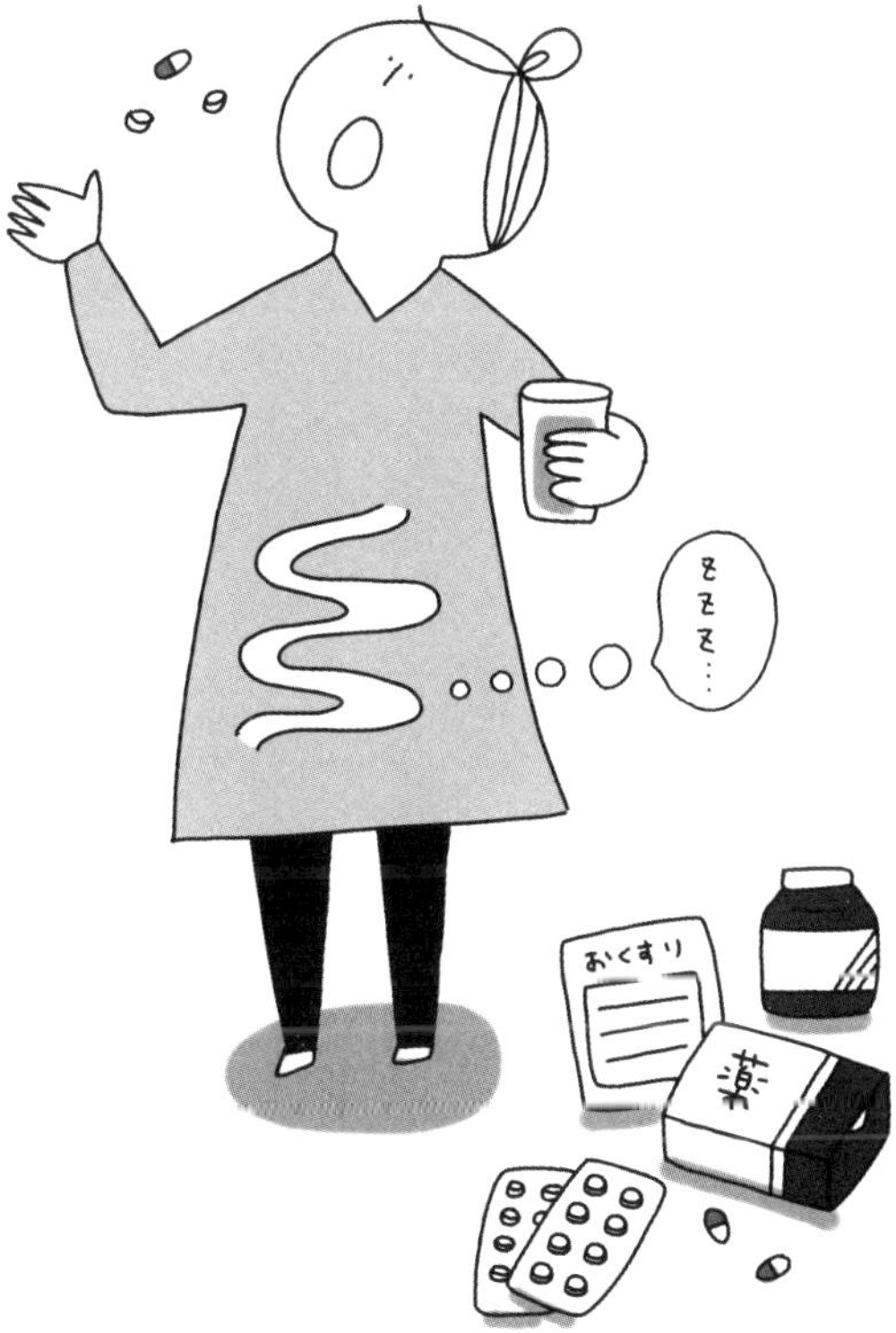

抗生物質の怖い話——「効きすぎる」ということ

薬が毒であることは、人類の「救世主」たる抗生物質でも例外ではありません。

ひところ、およそ1970年代から1980年代なかばにかけて、日本は、抗生物質の生産量、消費量ともに世界1位ということがありました。

さすがに今は、生産量、消費量ともに1位は中国に譲っていますが、それでもまだまだ、**日本人の抗生物質の消費量は半端ではありません**。

冒頭で述べたように、抗生物質は、言ってみれば人類の「救世主」です。

人類の歴史は感染症（伝染病）との闘い、つまり細菌など微生物との闘いでもありました。ペスト、梅毒、結核、肺炎……など細菌が生み出す病気は、かつて膨大な数の人命を奪ってきたのです。

しかし今や、どれも死病ではなくなりました。それが抗生物質のおかげであることは、言うまでもありません。抗生物質の発見は、人類の歴史を根底から変えたと言っても過言ではないと思います。

ところが、この抗生物質にしても、ほかの薬同様、ありがたいことばかりではないのです。抗生物質を多用したことが、逆にもっと強い菌、つまり**切り札である抗生物質の効かない菌を生み出し、人類の脅威となっている**からです。

メチシリン耐性黄色ブドウ球菌（ＭＲＳＡ）、バンコマインン耐性腸球菌（ＶＲＥ）、多剤耐性緑膿菌（ＭＤＲＰ）……などなど、そうしたやっかいな菌は、枚挙にいとまがありません。

これらの菌は、私たちが抗生物質を使えば使うほど増えていきます。

それもそのはずです。抗生物質が効く〝素直な菌〟から順番に淘汰されていくわけですから、抗生物質が効かない菌があとに残り、どんどん増えていくことは当然の成り行きなのです。

さらに抗生物質が恐ろしいのは、非常に「効きがいい」あまり、体内に必要な菌まで殺してしまうことです。

その証拠に、抗生物質を飲むと、お腹の調子が悪くなることがよくあると思います。それは、腸内細菌も殺されてしまっているからなのです。

先ほど、人類の歴史は微生物との闘いだったと言いましたが、その一方で人類は、いろいろな微生物の恩恵を受けてきました。

とくに腸内は、そんな恩恵をもたらす微生物が数多く共生している場所です。その数は100兆にものぼると言われています。

そもそも、私たち人類の歴史はたかだか4～500万年、いっぽう細菌などの微生物の歴史は40億年余りにもなります。たかが抗生物質を発見したくらいで、細菌との闘いに勝利した気になってしまったのは、人類のおごりと言わざるを得ません。

そう考えると、抗生物質の効かない菌の登場は、さながら「微生物の逆襲」。彼らが、地球の新参者である人類を鼻で笑っているようにも思えてくるのです。

昨今では、いろいろな細菌に同時に効く抗生物質がもてはやされています。となればそのような抗生物質を飲めば飲むほど、さまざまな菌が共生している腸内環境はずたずたに荒らされ、抗生物質の効かない菌がどんどん増えていきます。

そして、個人レベルでは免疫力（自己治癒力）がみるみる低下し、社会レベルでは抗生物質の効かない菌がますますまん延するという事態を引き起こします。結局のところ、私たちは自分で自分の首をしめているというわけです。

人類の救世主、抗生物質と言えども、やはり多用していいことは何もない。それどころか大きな害になる――。

「薬は毒である」という事実は、ここでも変わりません。

たとえば「血圧は無理に下げない」――薬がいらない生き方

血圧が高くなったら、降圧剤を飲まなければいけない――。

これは一般的な考えになっていますし、現にあなたがかかっている医者も、きっとそう言うことでしょう。

でも、はたしてそれで正しいのでしょうか。ここまで読んできた方なら、これが大きな間違いであることは、もう想像がつくと思います。

もちろん、血圧の上の値がつねに200を超える場合などは、たしかに少しは血圧を下げたほうがいいかもしれません。

期間限定で降圧剤を服用するのも可ですが、ストレスをうまく回避したり、生活習慣を改めたりしながら、自然な形で血圧を下げるのが望ましいでしょう。しかし所詮は、その程度の気配りで十分だと私は考えています。

その根拠として、まず指摘したいのは、**血圧が上がることは、それほど恐ろしい事態ではない**ということ。言い換えれば、体は何らかの理由があって血圧を上げているのだから、無理やり下げる必要はないということです。

では、なぜ血圧が上がるのでしょうか。

私たちの体のすみずみにまで酸素や栄養素が送られるのも、二酸化炭素や老廃物が排出されるのも、スムーズな血流のおかげです。

もし加齢などによって血管が細くなれば、その分だけ血液を押し流す圧力も高くならないと、血液がスムーズに流れなくなってしまいます。これは単純な道理です。

つまり血圧が上がるというのは、体が血流をスムーズに保とうとしていることから生まれる現象なのです。

さてそんな状況で、いきなり薬で血圧を下げてしまうとどうなるでしょうか？

当然、いきなり血流（とくに肝心な毛細血管の血流）が悪くなります。血流が悪くなれば、もちろん体温も下がりますし、栄養素の取り込みも老廃物の排出も滞ってしまって、自己治癒力（免疫力）もみるみる低下してしまいます。

これでは、せっかく血の巡りをよくしようとしている体に対して、あまりにもひどい仕打ちと言わざるを得ません。

私たちの体は、けっこう賢明です。全身の血の巡りを悪くすると、健康度（自己治癒力）を低下させてしまうということを、よくわかっています。だからこそ、血圧を上げてでも血の巡りをよくしようと、鋭意努力してくれているのです。

つまり**降圧剤を飲むことは、体からしてみれば「余計なお世話」**なのです。

にもかかわらず、国からのお達しは「血圧を下げなさい」の一点張りです。

具体的に言えば、65歳未満は、上の血圧を129以下、下の血圧を84以下に、65

歳以上は、上の血圧を139以下、下の血圧を89以下にしなさいというのです。これは「国際高血圧学会」の基準であり、何とWHOがお墨つきを与えています。

しかし、もともと血圧が高くて何ともないお年寄りに降圧剤を処方し、急に上の血圧を139以下、下の血圧を89以下に下げたらどうなるでしょうか?

当然、いきなり全身の血の巡りが悪くなるわけですから、元気がなくなり、食欲もなくなり、人によってはボケ(認知症)の症状が出てくることもあります。

しかし、私に言わせれば、こんな症状が出てしまうのは何ら驚くことではありません。血圧が高めでうまくいっていたところを、**強制的かつ急激に血圧を下げてしまうのですから、当然の結果**なのです。

たしかに、国際高血圧学会が出した基準も、根拠がないわけではありません。

それは、「血圧を下げたほうが心筋梗塞になる確率が少なくなる」という根拠です。たしかにそのとおりです。

ただし、あくまで「発症する確率」であり、「死亡率」ではない点は注目に値します。というのも、この根拠には、続けて次のような但し書きがつかなければ、公平ではないからです。

「ただし、血圧を下げたほうが、死亡率（ガンをはじめすべての原因を含む）は高くなる」――。

つまり**「血圧を下げると、心筋梗塞になる確率は減るけれど、トータルで死ぬ確率は高くなりますよ」**ということなのです。

まるで詐欺みたいな話ではないかと私は思うのですが、みなさんはどう思われるでしょうか。

血圧が多少上がっても、恐るるに足りません。私が患者さんに言っている基準としては、上の値が200以下を保っている限りは、「体が血流を調整しているのだな」と考えればいいのです。

ただ、血圧を上げている何らかの原因があるはずですから、ストレスへの対処を含め、生活習慣を見直し、自助努力によって血圧を自然に下げることは不可欠です。

「免疫力を下げる習慣」はやめる

睡眠薬を常用している人は、明らかに寿命が短いというデータがあります。驚かれるかもしれませんが、これは、考えてみれば当然の道理なのです。

睡眠薬の常用は、リンパ球の機能低下を招きます。いわば、**リンパ球が「酔っ払っている状態」**をイメージしてください。リンパ球は免疫を担う細胞ですから、これが免疫力を下げることにつながり、結果的に寿命が短くなるというわけです。

ある研究では、睡眠薬「トランキライザー」使用で、男性だと31パーセント、女性だと39パーセントも死亡率が増加すると結論づけています。

近年、不眠に悩む人が急増しているようですが、たかが不眠で死ぬことはありません。もちろん、不眠の原因は正さねばなりませんが、それこそ薬を飲んでしまったら、根本的な解決はできません。

いったん睡眠薬に頼ってしまいますと、必ず耐性ができ、さらに眠りにくくなってしまいます。そうすると、おのずともっと多くの睡眠薬が必要になるか、また別の睡眠薬というふうにエスカレートしていきます。

もっと悪くすると、別の薬を加えて処方されることにもなりかねません。

たとえば、老人ホームに入居されているお年寄りの多くも、睡眠薬が処方されています。

しかも睡眠薬が合っているケースが非常に少なく、寝つきはスムーズでも夜中に急に覚醒したり、あるいは翌日の昼ごろまで眠っていたりと、かえって24時間のリズムを狂わせてしまっていることが大半です。

すると、ますます不眠がひどくなり、睡眠薬を飲んでいても効果がないということになります。かくして、今度は睡眠薬に精神安定剤が加わることになるのです。

こうしてますます**悪循環に拍車がかかり、はては廃人と化してしまう**というのも、じつはよくある終着地点なのです。

これが睡眠薬、ひいてはすべての薬の恐ろしいところです。

もちろん、私にだって寝つきの悪い日がないではありません。しかし、睡眠薬を飲もうとは思いません。

なぜなら、職業柄、**睡眠薬の怖さをよく知っているから**です。

「眠れないから睡眠薬を飲む」というのは、一見、手っ取り早い解決法なのかもしれませんが、長い目で見ればとても賢明な選択とは言えません。

それどころか、「ちょっと寝つきが悪いから……」というほんの出来心が、寿命をいたずらに縮めてしまうことになるのです。

ところが、最近では年配者のみならず、若い人たちも不眠を訴えることが多く、意外に睡眠薬を常用している人が少なくありません。

よくよく話を聞いてみると、何かのついでに——たとえば風邪で受診したついでに——不眠を訴え、おまけみたいに睡眠薬をもらった。これが最初のきっかけだったという人も数多いようです。

そして、はじめはごくたまに、眠れないときだけ飲んでいたのが、だんだんと飲む頻度が増えてきて、いつの間にか、毎日飲むようになってしまった。睡眠薬がなければ眠れなくなってしまった。こんな状況に陥っている人も少なくありません。

最近の睡眠薬は、**とにかく「効きがいい」ので本当に恐ろしい**のです。

こうした現状を知るにつけ、私は激しい憤りを感じます。

そもそも睡眠薬の怖さは、医者が一番よく知っているはずだからです。にもかかわらず睡眠薬が安易に処方されるから、巷には大量の睡眠薬が出回り、「睡眠薬中毒者」が増えているのです。

さらには、そうして安易に処方された睡眠薬が、犯罪に用いられているという事実もあります。なかには、子どもに睡眠薬を飲ませて出かけるという、とんでもない使い方をしている親もいるといいます。

そういう意味合いにおいても、安易に睡眠薬を処方する医者は限りなく犯罪者に近いと言えるのです。

「体の自己治癒力」を高める法

これだけ言っても、まだ「病気には薬がつきもの」という考えが消えませんか？

もしそんな方がいらっしゃったなら、ここで質問です。

健康に、薬はつきものでしょうか？

これは、「NO」ということで異論はないと思います。

では、「未病」に薬はつきものでしょうか？

これも、考えるまでもなく「NO」なのです。「未病」というのは病気の手前、まだまだ十分、自分の力で健康に戻れる状態を指します。

つまり**「未病」の段階では、薬は不必要**だということです。

このことをしっかりと頭と心に刻み込んでいただければ、この本の目的の半分は、みごとに達成されたことになります。

仮にあなたが、健診で「メタボリックシンドローム」と言われたとしましょう。そう言われたとたん、きっと心なしか、自分が病人になったような気がするはずです。「さっそく医者にかかって薬を飲まなくては！」と思う方も、いらっしゃることでしょう。

でも早合点はいけません。メタボリックシンドロームは、本来は「病気」ではなく「未病」と呼ぶべきだからです。

そもそも「メタボリックシンドローム」という、いかにも病名のような小むずかしいネーミングがいけません。平たく言い直せば、**「メタボリックシンドローム」は「ただの食べすぎ＋運動不足」**。それだけのことです。

「ただの食べすぎ＋運動不足」なのですから、医者にかかる必要もなければ、薬を飲みつづける必要もありません。医者にかからなければ、あの恐ろしい「医原病」にかかる可能性もゼロです。

もちろん、「ただの食べすぎ＋運動不足」とはいえ、軽く見ていいわけはありません。

いずれは心筋梗塞、脳梗塞、あるいはガンなどの病気を引き起こし、命にかかわることにもなりかねません。ただ、それは「食べすぎ＋運動不足」を放っておいた場合の話です。

では、どうすればいいのか？

――もう、わかっているはずです。

少し心を入れかえて、**「ただの食べすぎ＋運動不足」を自分で解消**すれば、それで解決することなのです。

それなのに、医者にかかり、薬を律儀に飲みつづけたとしたら、どうでしょう。はたしてそれで、メタボリックシンドロームが治るのでしょうか？

もちろん、すみやかに検査値は改善されるでしょう。

でも、それは「治った」ということなのでしょうか？

これでは、ただの対症治療にすぎません。その場をしのぐだけで、根本的な問題にフタをしているのです。

しかし、検査結果が改善されると、あなたは治ったような錯覚に陥ります。

「気持ちいい習慣」「不快な習慣」一番の違い

「メタボリックシンドローム」

↓	↓
「ただの食べすぎ＋運動不足」	病　気
↓	↓
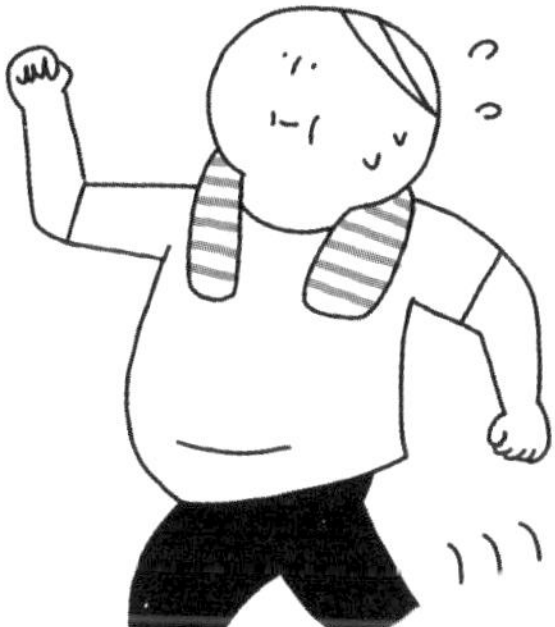	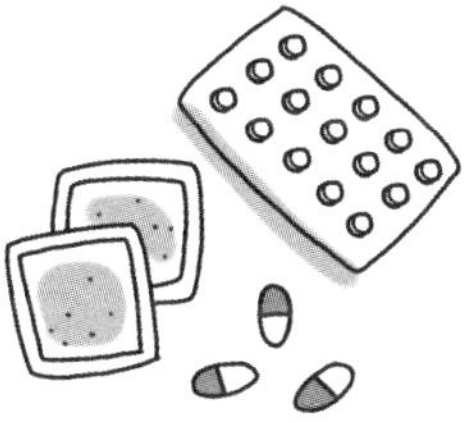
自分で改善！	薬の常用…
↓	↓
「健　康」	「不健康」

こうなると、自分で「食べすぎ＋運動不足」を解消する努力などしようとは思わなくなるでしょう。そんな努力をしなくても、「薬で治る」のですから。

ところが、しばらくは検査結果が基準値内（正常値）でも、次第にまた検査数値が高くなっていくはずです。

それは当然でしょう。あなたが「食べすぎ＋運動不足」を解消するという自助努力を放棄したのですから、あなたの体も、自己治癒力を高める努力をやめてしまいます。

たとえば、すい臓には、インスリンをせっせとつくって分泌してくれる「ランゲルハンス細胞」という細胞があります。これも、ご主人であるあなたが自助努力をしないで、まったくの薬まかせになれば、自分も努力しなくていいのだと思い込んでしまいます。となれば、いよいよ自己治癒力は低下するばかりです。

幸い、たまたまコレステロールの値はみごとに低下したまま――いや、じつは低下しすぎているのですが――だと、あなたは油断したままです。

コレステロールは、じつは低すぎるのも大問題で、正常値をはるか下回ると、ガンになる可能性が高くなります。

そんなことはつゆ知らず、薬をせっせと飲み、コレステロールが下がったと喜んでいるうちに、自己治癒力、免疫力はみるみる低下、はてにガンになってしまった……なんてことも、大いにありうる話なのです。

これは、けっして大げさな脅しではありません。

薬は毒——「飲まない」に越したことはない

「薬」は「毒」である——。

これが薬を飲んではいけない一番大きな理由ですが、もう一つ、大事な理由があります。

それは依存（心）の問題です。

先ほど、頭痛薬の常用でガンになるかもしれないという話をしました。

あるガン患者さんも、最初は1カ月に1回程度の服用だったのが、だんだんと回数が増えていき、気がついてみればほぼ毎日飲むようになっていたそうです。

しかも毎日1回ではなく3回、日によってはもっと頻繁に頭痛薬を常用するようになったようです。以下、その患者さんの言葉によれば、

「頭痛薬さえ飲めばすぐに頭痛が収まるし、それで解決するならと安易に考えていました」

「そして次第に頭が痛くなくても、予防のために、何となく頭痛薬を飲むようになり、心なしかそのほうが頭もスッキリした感じがして、次第に頭痛薬を手放せなくなってしまいました」

というわけで、気づいてみれば十数年、まさしく「頭痛薬中毒」さながらになってしまったというのが、ことの経緯なのです。

1カ月に1回程度の服用であれば、副作用も依存心もさほど大きくなかったはずです。その間に生活習慣を改めるなどの工夫をして、**根本的に頭痛を治す策を講じていれば、ガンは回避できた**かもしれません。

それなのに、痛みを取る効用に目を奪われ、リンパ球を薬に食い荒らされるままにしたことが、大きな間違いだったのです。

最初はたまに飲んでいた薬を、次第に常用するようになり、ついには手放せなくなる——こういうケースは、けっしてめずらしくありません。

ほとんどの人は、はじめはちゃんとセオリーどおりに、期間限定で薬を服用していたはずです。ところが主治医も簡単に薬を出してくれるものだから、ついつい甘えが先行し、ついには薬を常用することになってしまうのです。

とにかく、薬は魔物です。体だけでなく、心までとりこにしてしまうと考えれば、「麻薬」と言ってもいいでしょう。

だから、けっして安易に薬を飲まないこと。

これが自分を守ることになるのです。

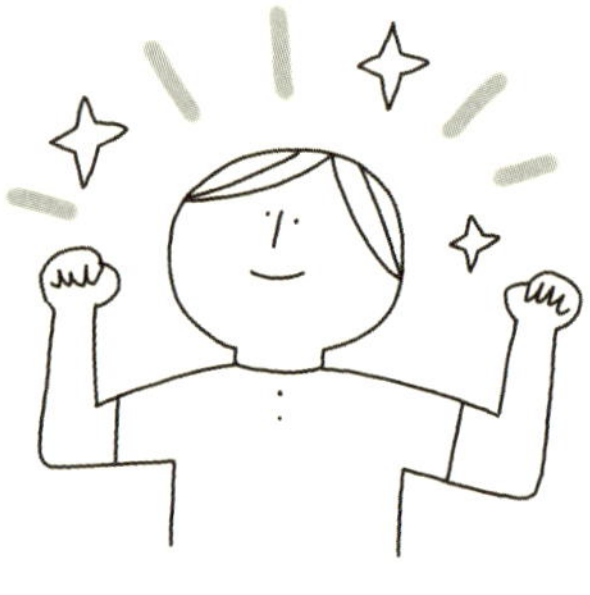

2章

今日から始める「薬がいらない体」のつくり方

一日も早く、体を「自然な状態」に戻してあげよう

患者「私は健康には気をつけていますので、ちゃんとまじめに薬を飲んでいます」
私　「？・？・？」

これはコントでも冗談でもありません。実際によくある会話です。

昨今、**「自分の健康は自分で守ろう」**という「セルフメディケーション」がブームになっています。薬一辺倒の時代に医者になった私は、時代の流れを感じるとともに、とても好ましく思えてなりません。

ですから、本来ならば手放しで大歓迎しなければいけないところなのですが、なかなかそうもいかない部分もあるのです。

健康志向そのものには何ら異論はありません。ところが、そんなセルフメディケ

ーションを率先して推進している人たちのなかには、意外に薬を常用している人たちが多いという現実があるのです。

かくして、冒頭の冗談のような会話が、しばしば患者さんと私の間で交わされることになるというわけです。

たしかに、食事にもこだわりを持ち、それなりに体も動かし、健康法には一家言を持つ人も多いようですが、意外と薬の常用には寛容なのです。

そもそも**健康志向と薬の常用とは、まったく相容れないもの**です。

なぜなら、自己治癒力を高めようという健康志向の趣旨と、自己治癒力を低下させてしまう薬の、しかもその常用は、真っ向相反するものであることは、誰の目にも明らかだからです。

ひょっとしたら、健康志向を掲げる人たちのなかには、健康志向を掲げているだけの人たちも少なくないのかもしれません。

自分たちは健康度を高めようとしているつもりなのかもしれませんが、まるで正反対をしていることにまったく気づいていないのかもしれません。

だとしたら、非常に危ういことになります。健康を志向する人たちが、実際には薬を常用するということは、まったく本末転倒したことをやっているということなのですから。

セルフメディケーションブームのせいか、巷では、「○○式健康法」などとネーミングされた、何やらあやしげな健康法があふれています。

「これだけやれば」「これだけ食べれば」健康になれる……という、消費者にとっては、たいへん都合のいいものばかりです。しかし、そんな虫のいい話は、絶対にあり得ません。

もし、あえてもっとも確実な〝健康法〟をあげるとしたら、一つです。

それは、何度も強調し、くり返しておきたいことですが、まずは早急に薬を見切ること、つまり、できるだけ早くに**「薬がいらない体」をつくり、体を自然な状態に戻すことが、一番確実な健康法**なのです。

ではこれから、いかに「薬がいらない体」をつくればいいか、具体的に紹介していきましょう。先に述べておきますと、

①薬がいらなくなる体の動かし方
②薬がいらなくなる食べ方
③薬がいらなくなる眠り方
④薬がいらなくなるストレス対処法

の四つのポイントに沿って、お話ししていきます。

「体をよく動かすガン患者さん」ほど治りが早い

運動不足は、万病の元です。
まさに「諸悪の根源」なのです。
考えてみれば、人も「動物」の一種なのですから、文字どおり動いていないと支障をきたすということです。

そもそも人類にとって、ここ数十年来の現代人の運動不足状態というのは、未曾有のことです。

数十年前までは、いやでも体を動かさなくては生活そのものができませんでした。それが、家事から移動手段にいたるまで、この数十年ほどで便利さがどっと私たちに押し寄せ、一気に運動不足に陥ってしまったのです。

おそらくこれほど歩かない、体を動かさない人類を、神様も想像していなかったのではないでしょうか。これほどの運動不足は、私たちの生体からすれば「想定外」の出来事なので、対応ができないでいるのだと思います。

だから、運動不足は、私たちの体にさまざまな支障をもたらすのです。

運動不足の影響は、ガン患者さんではよりいっそう顕著な違いとして現われます。体をよく動かす活動的なガン患者さんは、あまり体を動かそうとしないガン患者さんにくらべて明らかに治りも早いし、予後もすこぶるよいのです。

「よく食べ、よく動き、よく眠るガン患者さんは死なない」とよく言われるのですが、まさしくそのとおり。体を動かすことで免疫力、自己治癒力が高められ、治癒を促進するのです。

つい10〜20年ほど前までは、病気には絶対安静というのがなかば常識だったのですが、今はまったく違います。

基本的には**「昼間は体を動かす！」**、そして**「夜はしっかりと体を休ませる」**――つまり、たとえガン患者さんであろうと、昼も夜も安静にしているというのは過去の話なのです。

何もガン患者さんだけに限らず、運動が免疫力を高め、健康の回復、あるいは維持に大きな役割を果たすということは、言うまでもありません。

また、運動不足は精神にも影響します。

産業医をしていたころ、私はしばしばうつの相談を受けていました。

うつの患者さんは、たいてい、あまり体を動かしたがりません。しかも安易に薬に頼ろうとする傾向があります。いろんな薬を試しながら、どの薬が自分にマッチするのかと期待を抱きながら、せっせと薬を飲んでいる方も多いのです。

まさに薬頼み、そして人まかせ。にもかかわらず、結果はあまり芳しくないというのが私の印象です。

私は、抗うつ剤や抗不安薬の常用は体によくないとお話ししながら、体を動かすことを、いつも提案していました。もちろん、もともと体を動かすことには消極的な人たちですので、なかなか一筋縄ではいきません。

「気分がめいって体を動かす気にもなれない」——でも彼らも、本心は治りたいのです。ただ著しく自信をなくしています。

そもそも医者の使命は薬を処方することではなく、まずは患者さんに自信をつけさせ、元気にさせることです。なかなか理想どおりにはいきませんが、信念を曲げてしまっては元も子もなくなります。

「体を動かさないからこそ気がめいるのでは？」と、やんわりと返してみます。

筋金入りの運動嫌いですから、そんなに単純に、一気に運動習慣が身につくわけではありません。ですが、それでも体を動かすことのメリットを根気よく話していきますと、しだいに体を動かすようになってきます。

こうして**少しでも運動習慣が身につけば、もう乗り越えたも同然**です。体が軽くなった、まわりの景色が明るくなってきたなどと症状の軽減が実感でき、ますます積極的に体を動かすようになってくるのです。

おそらく、自分の力で症状が改善していることに、自信がついてくるということもあるのでしょう。

そうすると、あとは、さほどむずかしくありません。徐々に症状が改善していくのが、目に見えてわかるようになってきます。

健康というものは、何かの原因によって悪循環に陥り、だんだんと加速がついて、ますます悪くなっていきます。

しかし逆もまたしかりで、何かのきっかけで循環がよくなってくれば、どんどん加速がついてよくなっていきます。

運動は、そのいい循環に加速をつける、ほんのささいな、しかし格好のきっかけになるのです。

30回の深呼吸――「免疫力を上げる」一番簡単な法

運動不足は、明らかに寿命を縮めます。

それはいやというほど、今までに数多く報告されています。

ですから、何をさておき、昼間は体を動かす習慣を身につけることです。

といっても、マラソンやジム通いといった敷居の高いことを要求しているわけではありません。

「習慣」などというと少し大げさに聞こえてしまうかもしれませんが、ただ、ふとしたときに体を動かす「クセ」をつける程度でいいのです。

たとえば、**仕事の合間に腹式呼吸を30回**――。

これをクセにするだけでも、運動不足はずいぶん改善されます。腹式呼吸のやり方は、次のとおりです。

「薬がいらなくなる」体の動かし方①——腹式呼吸

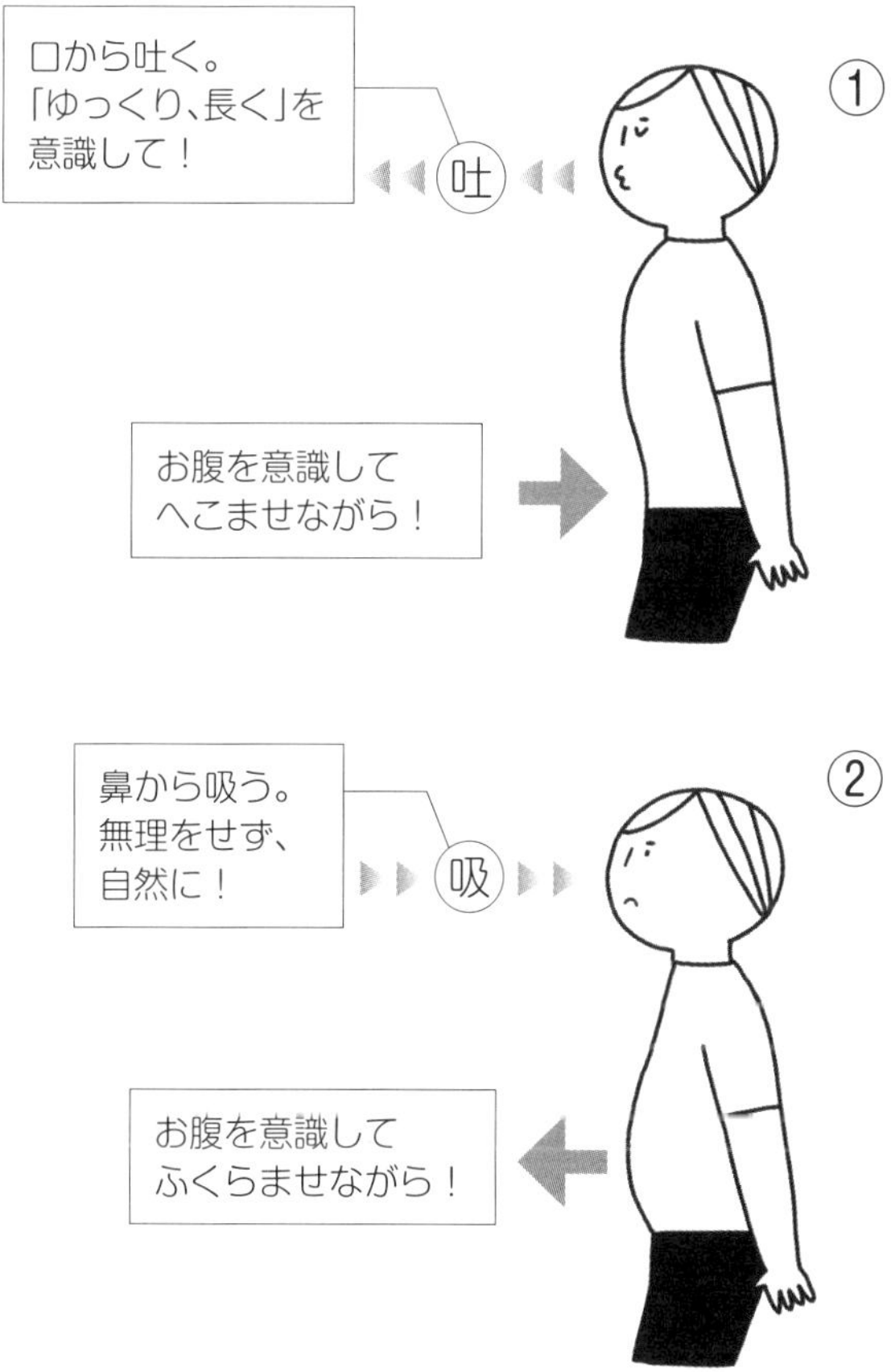
①
口から吐く。
「ゆっくり、長く」を
意識して！
吐
お腹を意識して
へこませながら！
②
鼻から吸う。
無理をせず、
自然に！
吸
お腹を意識して
ふくらませながら！

①背筋をまっすぐ伸ばし、口を軽く開ける。そのままの姿勢で、お腹をへこませながら、口からゆっくり、長く息を吐く。
②息を吐ききったら、お腹をふくらませながら、鼻から自然に息を吸う。
※とくに①の「長く息を吐く」を意識してやると効果的。

これを30回くり返します。慣れないうちは少しおっくうかもしれませんが、気持ちよさを実感すれば、だんだんクセになってくるはずです。

じつは、**この「気持ちよさを実感する」ということが、何よりも大切**です。

なぜなら、心地いいもの、気持ちのいいものであるという実感がともなえば、自然と長続きするからです。

逆に心地よくないもの、気持ちよくないものは、どんなに効果のある運動でも、結局は長続きしません。

激しく体を動かす健康法の多くが、短いブームで終わってしまうのは、このためでしょう。もちろん毎日飽きずに続けてやっていれば、顕著な効果が見られたはずなのですが、なかなか人は、理屈や建前では続かないものなのです。

気持ちいい「スキマ時間ストレッチ」で運動不足を解消

頭ではわかっていても、実際に体を動かすことはおっくう——。

これは、誰にでもあることです。しかも改めて運動となると、なかなかスタートを切ることができません。

じつは「運動をしないこと」ももちろんなのですが、このように「運動をしたくない」というのも、これまた根深い問題なのです。なぜなら、運動が体にいいとわかってはいても、それができないでいると、**それ自体がストレスになってしまう**からです。

あとで述べるように、ストレスもまた、対応の仕方を誤ると「万病の元」となります。このようにストレスの元にもなるので、なおのこと、運動不足は「万病の元」と言われるのかもしれません。

やはり最初のうちは、なるべく苦にならず、続けやすい運動から始めたほうがよさそうです。

では、どんな運動なら、苦もなく続けることができるのでしょうか？

ちょっとした工夫と、ちょっとした心がけだけで誰でもスタートでき、スタートすれば**あとは心地よさ、気持ちよさが継続を後押ししてくれるようなもの**――。

極めて簡単です。

まずは、家事や仕事の合間のスキマ時間を使って、次のストレッチをやってみてください。

①前かがみをやめる＝体を反らして上のほうを見るストレッチ
②手のグーパー運動
③背伸び

④首のストレッチ
⑤背中のストレッチ
⑥3分間の片足立ち

たったこれだけでいいのです。きっと誰でも、今日からできるはずです。

動物はもともと縮こまった姿勢をしています。

敵の出現にそなえて、つねに身構えているのです。この状態だと、「緊張」をつかさどる「交感神経」が優位に立っています。私たち人間も、同じです。

したがって、逆に「弛緩」をつかさどる「副交感神経」を優位にするような動き、すなわち**「伸ばす」「反らす」といった動きが、「気持ちのいい体の動かし方」**ということになります。

こうすることによって、血の巡りがよくなるのはもちろん、体温も上昇します。するとと自律神経のバランスが改善されるため、結果的に免疫力がグンとアップするというわけです。

「薬がいらなくなる」体の動かし方②——ストレッチ

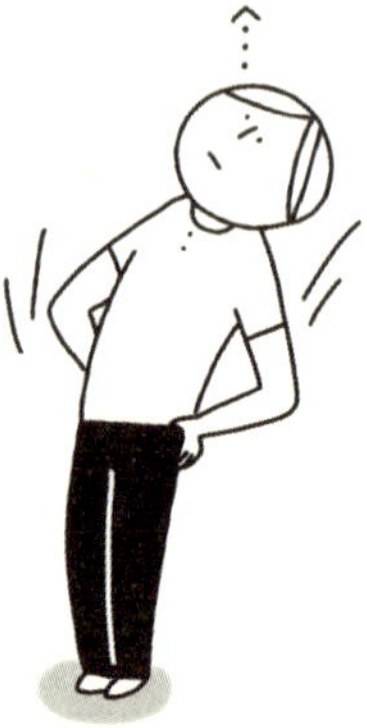

①前かがみをやめる
背中を「グーッと反らして」
上空を見る！

②手のグーパー運動
手のひらを「ギュッと
閉じる→パッと開く」
をくり返す

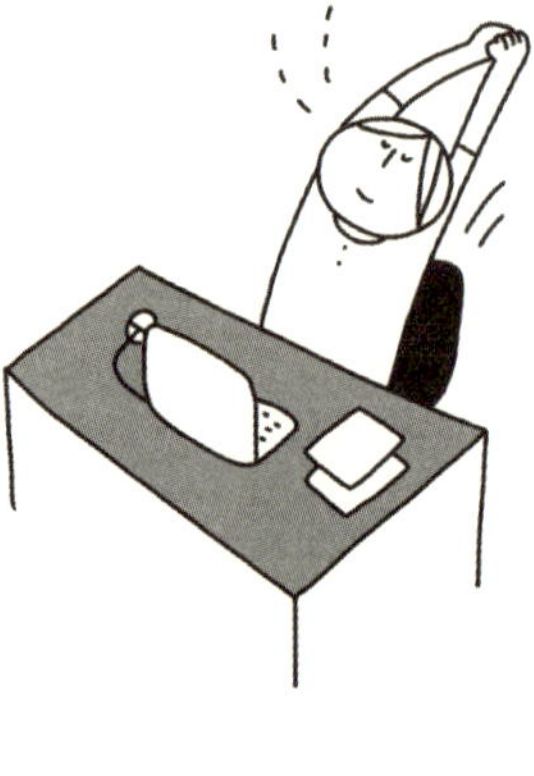

③背伸び
背中と腕を意識して
「気持ちよく伸びる」！

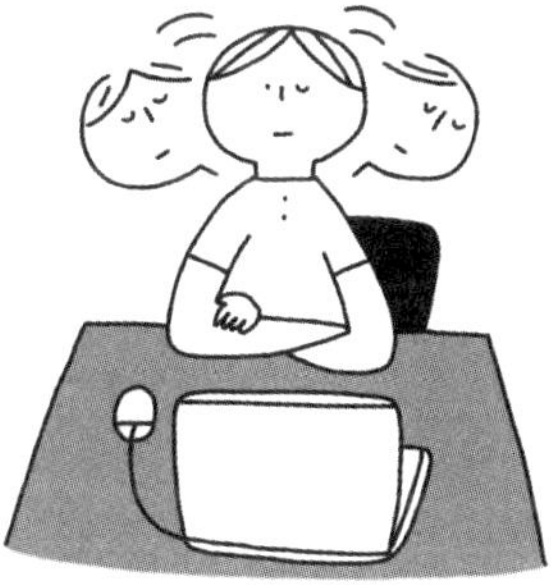

④首のストレッチ
「痛くない程度」に首を
前後左右に動かす

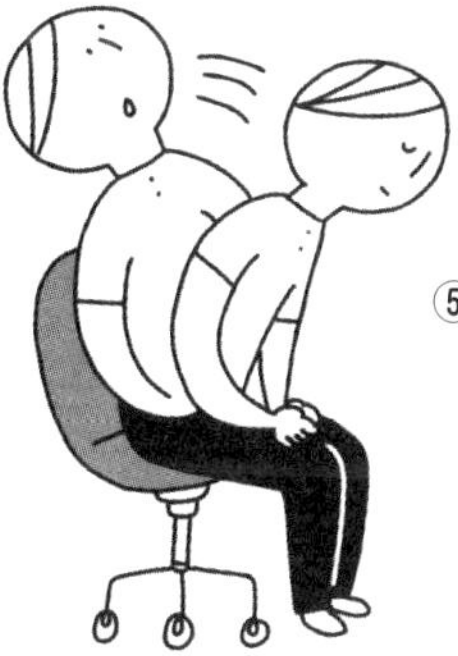

⑤背中のストレッチ
「肩甲骨を寄せたり離したり」
を意識して！

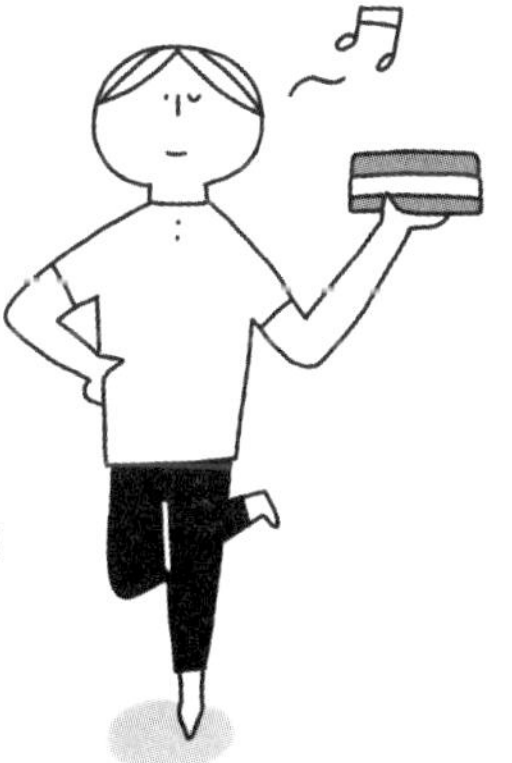

⑥片足立ち
つかまり立ちでも可。
3分間、足に「気持ちいい
疲れ」を感じるくらいに！

そもそも、運動という言い方が悪いのかもしれません。できるだけ「体を動かす」、あるいは「フットワークを軽くする」と言ったほうが、より私の意図するところに近いでしょう。

空を眺めながら歩く——「効率ウォーキング」のコツ

腹式呼吸やストレッチが気持ちよく感じられたら、もっと動きたくなるはずです。

そこでぜひ試していただきたいのが、ウォーキングです。

こう聞いただけで身がまえてしまう人もいることでしょうが、ご心配なく。気持ちよく体を動かす味を知った人であれば、**まず間違いなく続けられる程度のもの**です。

スピードはゆっくりでも、歩く時間は長いに越したことはありません。ただ、目安としては6000歩、時間にすると40分ほどを、週に3回は歩きたいものです。

もちろん、これも苦しくては続きませんから、少し工夫が必要です。

たとえば、歩きはじめる前、歩いている途中、そして歩き終えたあとに、ストレッチをするのは、いい方法です。

柔軟体操にもなりますし、何より気持ちがいいことをすでに知っているからです。

同様の理由で、腹式呼吸を組み入れてもいいでしょう。

また、前項でも述べた「前かがみ」をやめる意味でも、空を眺めながら歩くというのは、なかなか気持ちのいいものです。四季おりおりの空気を味わってみてください。

あるいは、街に出てウィンドウショッピングをしながらであれば、40分などあっという間でしょう。

このように、自分を苦しませないように、飽きさせないようにしながら、生活のなかにうまく「歩くクセ」を取り込んでしまえばいいのです。

日中に体を動かすということは、じつは**睡眠の質を上げるのにもとても有効**です。

「薬のいらない体」をつくる眠り方は、あとでもお話ししますが、日中によく動くことは、いい睡眠の重要なコツの一つです。

くり返しになりますが、義務的な運動、苦しい運動は長続きしません。

体を動かす**快感や爽快感を体得することこそが、長続きのコツ**です。こうして「体を動かしていないと気持ちが悪い」というところまで到達できれば、もう二度と、運動不足になどならないでしょう。

「食べすぎない体」のつくり方

古くから「医食同源」、あるいは「薬食同源」と言います。

まさしくそのとおりなのですが、残念ながら、ほとんど死語になってしまっているのが現状です。

たしかに、これだけおいしいものが街中にあふれ、いつでも容易に手に入るとすれば、自分の力だけで食を律するのは至難の業です。

いっぽう、みなさんのなかで、医者からこと細かに食事の指導を受けたという経験をお持ちの方はほとんどいらっしゃらないと思います。

せいぜい「塩分を控えるように」とか、「甘いものを控えるように」「揚げものを控えるように」とか、その程度ではないでしょうか。

本当は、薬を処方する前に食事の指導をもっと綿密に行なったほうが、よほど患者さんのためになるということは言うまでもありません。

ですが、そうすると、医者は生活ができなくなってしまうという、やんごとなき事情があります。薬を出したり検査を行なったりして利益を得ているのが、日本の医者の現状だからです。

となれば、「薬がいらない体」になるためにも、何とか自分で食べ方を工夫するしかありません。

食についてズバリ言えば、**現代人はおしなべて「食べすぎ」**です。

そもそも人類の歴史は、飢餓の歴史でした。したがって、飢餓にはそれなりに耐えられるようにできているのですが、飽食にはまったくの無防備です。食べものがありあまるという想定は、たえて人類にはなかったことであり、心も体も飽食には慣れていないのです。

食べすぎは、体にとって明らかに不自然な状態です。

ただ、心もまた飽食という事態に慣れていませんから、食欲を適度に抑えることができません。

私たちにとって、「ないものを我慢する」よりも、「あるものを我慢する」ほうが、はるかに大変です。そもそも食欲を抑えるというのは、人間にとって不自然なこと。だから、ダイエットはむずかしいのです。

しかし、**食べすぎの状態を放っておくわけにはいきません**。

食べすぎると、胸焼けがしたり、体重が増えたりしますが、それだけではないからです。

血圧、血糖値、尿酸値が高くなり、また肝臓の機能も衰えます。これにより、心筋梗塞、脳卒中、ガンなどまで引き起こしかねません。

加えて、体重が増えることの副産物として、膝や腰が痛くなり、動くのがおっくうになってきます。するとストレスがたまり、気分がめいってきます。

気分がめいると夜眠れなくなり、疲れやストレスがよけいにたまっていく。そしてストレスがたまると、また食い気に走る「ストレス食い」になり、こうして、いよいよ悪循環に陥ってしまいます。

食べすぎはそもそも不自然なことですから、これが続くと体の機能がスムーズに働かなくなってしまいます。そして、今述べたように次第に不具合が出はじめ、結果、重大な病気になりやすくなってしまうというわけです。

食べすぎによる健康障害の最たるものは、昨今おなじみのメタボリックシンドロームでしょう。これそのものは、「病気」というより「未病」の状態ですが、放っておけば、深刻な病気につながります。

さりとて、薬で対処しようとすれば、もっと困ったことになりかねない――薬で数値だけをコントロールする恐ろしさは、1章で述べたとおりです。

だから、自分で食を律することが必要なのです。医者はまったく頼れません。

たとえば「週1回、昼食を抜く」

食欲には圧倒的に弱い人類が、食べすぎをやめる――。

そのために、いったいどうしたらいいのでしょうか？　一大決心して毎日の食べる量を減らすなど、そう簡単にできることではありません。

では、こうしたらどうでしょう？

週に2回だけ、朝食と昼食を抜く。

最初は週1回でもいいでしょう。昼食と朝食の2食とも抜くのがつらければ、どちらかいっぽうを抜くだけでもかまいません。

仕事が休みの日にでも、ぜひやってみてください。ポイントは、空腹感と爽快感。

もし間食が習慣になっているのなら、まずは間食をやめることから始めましょう。

ちなみに、この程度の絶食なら、体に別状はまったくありません。私のまわりでもたくさんの人がやっていますが、何の支障もありません。

じつは、これはつね日ごろ私が患者さんたちにおすすめしている、**「たまには絶食もいい感じ」療法**なのです。

決断して食べる量を減らせばいいなどと、根性論を振りかざしても誰も納得してくれません。ましてや巷では、少しくらい太めのほうがかえって長生きをするというデータも出ているくらいです。

そんなこんなで、みんな、「食べすぎはよくない」と頭ではわかっていても、ついつい食の誘惑に負けてしまうのが日常です。

つまり多くの人は、理屈やがまんだけでは長続きはしないということなのです。

では、どうすればいいのでしょうか?

――残る手段は、ただ一つ。

もちろん薬ではありません。「食べすぎをやめると体が軽い」「気持ちがいい」という体感を得てもらうしかないのです。

そこでたどり着いたのが、「たまには絶食もいい感じ」療法だったわけです。

体が軽くなったような、頭がスッキリとしたような、あるいは胃腸が活性化したような、そんな爽快感が味わえるのです。そうなれば、もはや食べすぎなど、まっぴらごめんだと思うに違いありません。

ちなみに、絶食をすると、免疫力が上がるというデータも多々報告されています。ある研究では、絶食によって、免疫を担うリンパ球が有意に増えるという結果が出ています。私たちのクリニックでも、1日あたり1600キロカロリーという「節食」を1カ月続けた結果、例外なくリンパ球が増えることを確認しています。

加えて、**空腹時のほうが頭の回転がよくなるという副次効果**もあります。それは、おそらく満腹な状態よりも空腹の状態のほうが、人体にとって自然だからでしょう。

空腹時は、いわば非常時や、獲物を捕らえるチャンスにそなえて身構えている状態です。だから、心身ともに本領を発揮する態勢が整っている――こうした理屈とも、よく符合するのです。

「食べすぎない」——体がメキメキ強くなる！

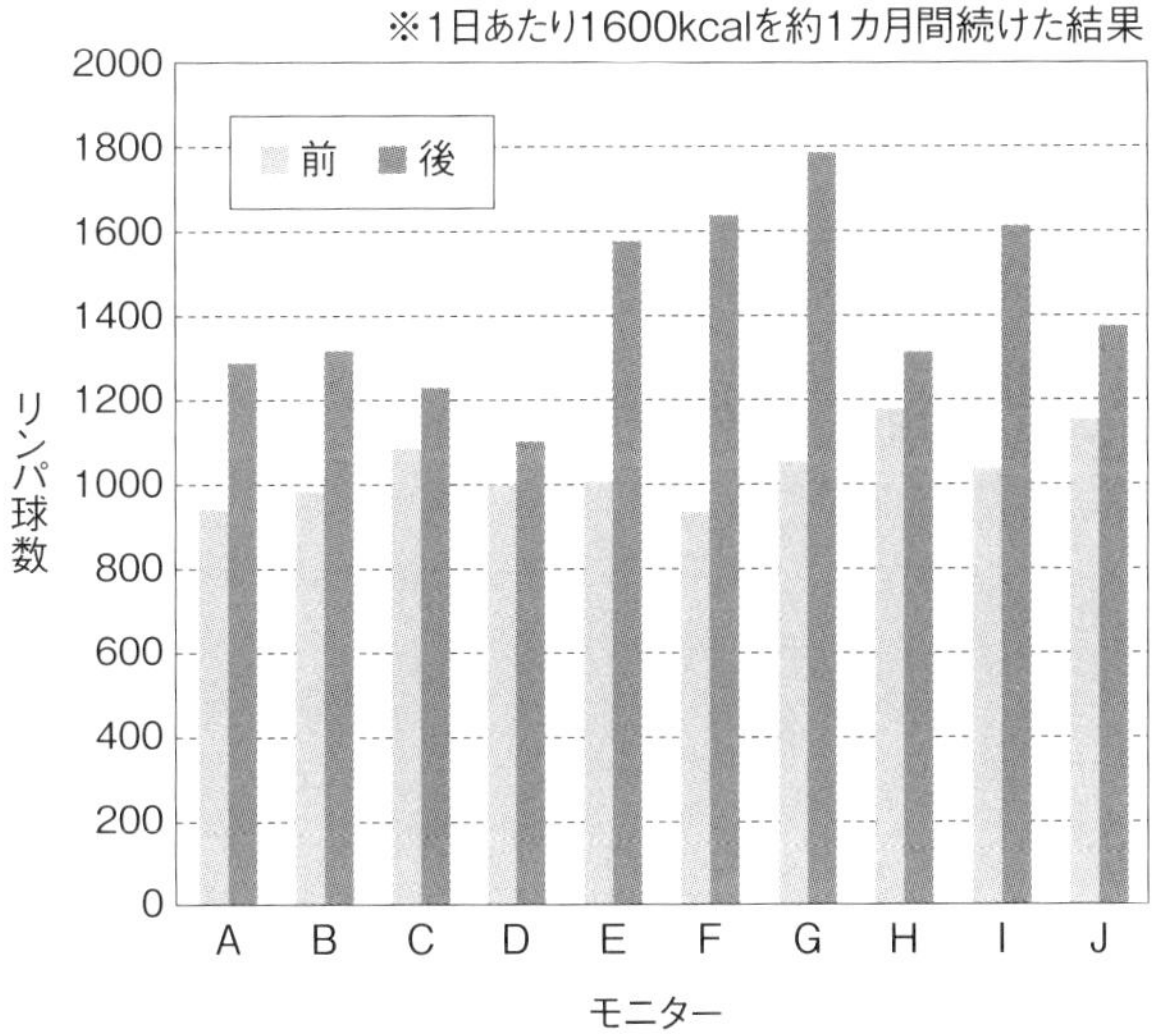

※1日あたり1600kcalを約1カ月間続けた結果

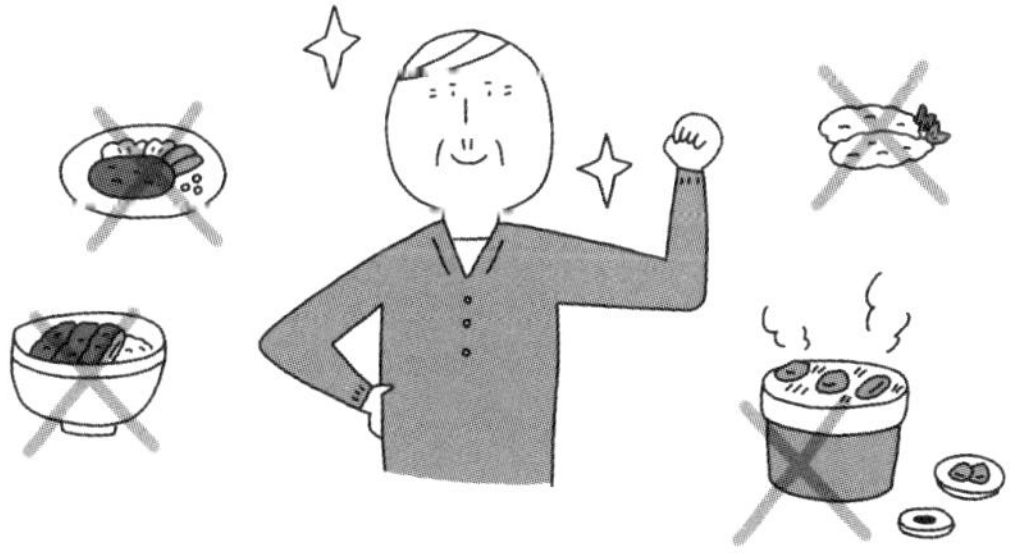

体の不調が「きれいさっぱり消える」食事

日常の食べすぎをストップさせる、一番いい方法をお教えしましょう。

「ゲルソン療法」という、ガン治療に高い効果を出している食餌療法があります。

ただ、これはかなりストイックな手法ですので、もっと基準を甘くしたゲルソン療法、名づけて「プチ・ゲルソン療法」をおすすめします。

この「プチ・ゲルソン療法」を実践すると、**すみやかに体重が減ってきます**。それもそのはずで、食事のカロリー自体が低いことに加え、体が軽い状態を維持したくなるために、結果として食べすぎなくなるからです。

これは、私たちのクリニックと懇意にしている星野仁彦医師が提唱しているものを基本に、自分たちの経験も交えて組み立てたものです。

「プチ・ゲルソン療法」実践のポイントは、次ページの表のとおりです。

びっくりするほど「体が軽くなる」食べ方のコツ

積極的に摂りたいもの

野菜／きのこ類／海藻／果物／玄米／全粒粉
魚類（白身）／豆類／豆乳／緑茶／ハーブティー
ヨーグルト（無糖、低脂肪）

避けたいもの

牛肉／豚肉／羊肉／鳥肉／ハム／ソーセージ
サラミ／牛乳／チーズ／アイスクリーム／卵（黄身）
マヨネーズ／サラダドレッシング／白米／白パン
ファストフード／バーガー類／コーラ類／揚げもの
レトルト食品／コーン油／ベニバナ油／ひまわり油
アルコール類

ポイント

大前提：「おいしくて、また食べたい！」
- できるかぎり「地産地消」の心がけで！
- 塩分、脂肪分、糖分、アルコールは控えめに！
- 肉類、乳製品（無糖、低脂肪のヨーグルトは除く）、加工食品は、できるだけ避けること！
- 食べすぎない！
- 天然サプリメント、天然野菜ジュースを積極的に摂取！

何やらごたいそうな印象を受けたかもしれませんが、何らむずかしいことはありません。

ちなみに、表にある「天然サプリメント」については、いくら紙面を割いても足りないくらいです。ただ、一番大事なところを簡単にまとめれば、今の時代、とくに日本人には、「マルチビタミン」「マルチミネラル」「オメガ3」「ビタミンD」「プロバイオティクス」の5種類が必須だと、私は考えています。

では、どのようなものを摂ればいいのか？

これがなかなかむずかしく、今、日本にあるものは、質はそれほどよくない割に、高価であるという難点があるのです。私たちのクリニックの患者さんたちには、独自に開発した天然サプリをおすすめすることにしています。

「プチ・ゲルソン療法」で推奨している食事は、日本人にはなじみ深い食材ばかりですから、実践しやすいでしょう。現在、私たちの食事はだいぶ洋風化してしまっていますが、それをいわば**「原点回帰」させてやればいい**のです。

私たちのクリニックでも、ガン患者さんに「プチ・ゲルソン療法」をすすめています。それというのも、必要な栄養は確保しながら、カロリーは取りすぎずにすむという、理想的な食事だからです。

ただ、単に「プチ・ゲルソン療法がいいからやってみてください」と言うだけでは、きっとほとんどの方が途中で挫折してしまうことでしょう。それどころか始めてくれるかどうかすら、定かではありません。

ここでも重要なのは、「気持ちよさ」です。

事実、「プチ・ゲルソン療法」にのっとった食事にすると、格段に体が軽くなります。それまで**何となく感じていた体の不調が、「きれいさっぱり」なくなってしまった**、なんてこともめずらしくありません。

実際、「今までにくらべると、体が軽くなりますよ!」「今までの不定愁訴がなくなるかもしれませんよ!」「……だから、やってみてくださいね」と、予測される「気持ちよさ」をセットにしておすすめすると、多くの人たちが素直にスタートしてくれます。

そして多くの場合、ずっと長続きするのです。

その理由は、やはり今までの食習慣よりも気持ちがよくなるから。私の患者さんたちがよく口にするのは、「爽快感」という言葉です。まさにそのとおり、清々しい爽快感が得られるようになるからこそ、長続きするのです。

薬がいらない体になる「熟睡のコツ」

「薬がいらない体」は、「よく眠れる体」です。

ところが、10～20年ほど前から不眠を訴える人が年々増え、今や国民の10パーセント近くの人が睡眠薬を常用していると言われています。

私のまわりでも、私に不眠を訴える人が増えてきました。みな一様に、睡眠薬をもらえるものと期待しながら相談に来るわけですが、彼らはほぼ例外なく、手ぶらで帰ることになります。

なぜなら、安易に私に相談した人は、「不眠で死ぬこともないんやから……、眠たくなければ眠らなければええだけのことや！」のひと言で一蹴されてしまうからです。

このように、不眠のほとんどは、そうたいそうに悩むほどのものではありません。もちろん、痛みが我慢できなくて眠れないといった場合は、話が別です。ここで言っているのは、あくまでも、とくに眠りをさまたげるような不快な症状がないのに眠れないという不眠のことです。

といっても、たかが不眠、されど不眠――。「そうたいそうに悩むほどではない」で話が終わってしまうといけないのです。

なぜなら、便秘同様、**不眠は体からのイエローカード**だからです。

もちろん、興奮して眠れないとか、不安で眠れないとか、そんな日もたまにはあるでしょう。でも、つねに不眠を訴えるというのであれば、それは断じて見逃すわけにはいきません。明らかに何か原因があるはずですから、その原因をつきとめ、しっかりと解消しなければいけないのです。

したがって、不眠は正しく治していかなければいけませんし、治そうと思えば、薬なんか飲まなくても治ります。

というより、薬に頼れば一時しのぎにはなるかもしれませんが、よけいに不眠をこじらせることになります。そしていよいよ不眠が慢性化してしまい、治りにくくなってしまうのです。

要するに、**薬が根本的な解決をさまたげる**ということです。

ですから、薬を飲まずに生活習慣をちょっと見直す。そうして睡眠時間もさることながら、睡眠の質も充実させて、不眠を克服していきましょう。

とにもかくにも、夜、しっかりと眠れるようにすることが肝心です。

そんなことは当たり前だと言われてしまいそうですが、はたしてあなたは、夜、しっかりと眠っているでしょうか？　不眠という自覚症状がないからといって、しっかり睡眠を取れているとは限らないのです。

大事なのは、睡眠の「時間」だけではありません。睡眠の「質」や睡眠の「リズム」も重要です。

睡眠とはただの「休息」ではなく、じつはもっともっと奥深いものです。生体の維持に必要な、じつにさまざまなことが、私たちが意識を失っている間に、ひそかに行なわれているのです。

睡眠中、自律神経が交感神経から副交感神経へと交代します。緊張した状態から、リラックスした状態に移るわけです。そこでホルモンの分泌、リンパ球の修復などがなされます。つまり、**睡眠時間とは、明日また元気に1日を過ごすために、自己治癒力が高められる絶好のタイミング**なのです。

あなたはベッドの上で休んでいるつもりなのでしょうが、あなたの体は休むどころか、あなたの明日の活動のために夜通しがんばって働いているのです。

ところが、睡眠時間が短かったり、睡眠が浅かったり、あるいは睡眠のタイミングがずれてしまったりすると、せっかくの大切な修復作業が十分にできなくなってしまいます。

「今夜、眠れなければ、単に明日少し眠たい思いをするだけ」

「忙しくて睡眠不足が続くならば、週末に寝貯めすればいい」

こんなふうに考えている人も多いと思いますが、そういう軽い、単純な話ではないのです。睡眠は人間の体にとって、非常に重要な営みです。けっして無駄な時間でもありませんし、まして簡単に削っていい時間でもありません。

「昼寝」はやめる

夜、しっかりと睡眠を取る一番いい方法――。

何だと思いますか?

単純です。**昼間、活発に動けばいい**のです。

じつは、睡眠の質が悪い人、不眠を訴える人は、昼間あまり動いていないことが多いのです。聞けば、1時間以上も昼寝をしている人も少なくありません。なかには「夜眠れないので、昼間ついつい昼寝してしまう」と、そんな言い訳をする人もいらっしゃいます。

でも、体は、昼間動いていないから、夜はそれほど休む必要はないということまで、ちゃんとお見通しなのです。考えてみれば、昼間に動かなければ夜は眠れないというのは、すこぶる理にかなった話です。

したがって、いい睡眠を確保するためにも、昼間はよく体を動かして適度に疲れることが必要です。まして、いたずらに昼寝をするなど、できるだけ避けたいものです。

昼間には昼寝ができないほど、忙しくすればいい——かくして、ちょっとした考え方の違いだけで睡眠薬の魔力から逃れることができるのです。

ただ、「いやいや昼も昼寝なんかする暇もなく忙しく働いているんだ！　夜になったらそれこそくたくたになっているのに、それでもなかなか眠れない場合はどうしたらいいんだ？」と思われた方も、きっといらっしゃることでしょう。

でもそんな場合も、もちろんさほどむずかしくありません。そんな方は、じつは「夜も昼」なのです。つまり**夜になっても昼間を引きずっている**わけです。昼間に優勢である交感神経が優位にあり、まだまだ心身が興奮状態になっているのです。

そんな場合は、しばし仕事を忘れて早めに夕食をすませ、ゆっくりとお風呂に入って体をあたためるのが一番です。次章で紹介する「温冷浴」や「ふくらはぎマッサージ」もあわせて試してみてください。

そして昼間とはまったく関係のない本などを読みながら寝床に入れば、睡眠薬などのお世話にならなくても眠りにつくことができるはずです。

また、意外と思われるでしょうが、睡眠は便秘とも密接にかかわっています。

若い人からお年寄りまで、正常な睡眠を取っていない人――不眠を訴える人、睡眠薬を常用している人、昼寝をする人、夜更かしをする人――は、**かなり高い確率で便秘でもある**のです。

したがって、便秘を解消すれば不眠も解消され、不眠を解消すれば、同時に便秘も解消できる、というわけです。

便秘の解消も、断じて薬に頼ってはいけません。

便秘薬の恐ろしさは、前述のとおりです。薬を飲まずに便秘を治すには、食生活の見直しと運動が必須です。本章で紹介した体の動かし方と食べ方を実践すれば、自然で快適な便通を取り戻せるでしょう。

まとめますと、まずは、昼間は活発に動くということ、それから便秘を解消するということが、不眠を治す本当の「特効薬」と言えます。

これで**夜はグッスリ、日中はスッキリという、理想的な生活**になることは間違いありません。

「逆らわない。でも従わない」——ストレス解消法

「ストレス」「病気」「薬」の三者は、切っても切れない深い関係にあります。

生活習慣のゆがみ、人間関係や仕事上のトラブルなどさまざまな不快な出来事……こうしたストレス負荷が慢性的に続くと自己治癒力が下がり、病気になります。

つまり、病気——ガンをはじめ、最近の病気のほとんどを占める慢性疾患——というのは、おしなべて、ストレスによって自己治癒力が破綻することから起こると言えます。**ストレスの負荷そのものが、病気の原因と言ってもいい**でしょう。

ただ、忌避されがちなストレスも、悪いことばかりではありません。というのも、**ストレスは活力の源でもある**からです。

もともとストレスというのは、単に「刺激」のことを指します。プレッシャーと言い換えたほうが、イメージしやすいかもしれません。

プレッシャーがまったくなければ、何事もつまらないかもしれません。しかし、プレッシャーがあまりに強すぎると、緊張して自分の本領を発揮できないことになります。

私たちの心身は、単独で存在しているわけではありません。外界と密に関わりを保って、はじめて生きていくことができるのです。外界と接しているわけですから、おのずと外界からさまざまに影響や刺激＝ストレスを受けることになります。

その折り合い加減がうまくいっている間は、心身は元気です。ところが、いったん折り合いが悪くなってくれば、心身にも支障が出てくることになります。

いずれは生活習慣の乱れとなって現われ、それが高じると健康度が低下し、病気になってしまうというわけです。

ストレスとうまく折り合いをつけながら、ときには**ストレスを心地よいプレッシャーとして活用しながら、自分らしく生きる**ことができれば、病気になる確率は格段に少なくなり、元気に長生きできるのだと思います。

もちろん、それができれば苦労しません。

それに、ひょっとしてあなたは、がまんできるくらいの小さなストレスなら、がまんしてしまえばいい、などと思っていませんか？　じつはこれが大きな勘違いで、実際は、**「がまんできてしまう」くらいのストレスのほうが曲者**なのです。

かえって大きなストレスのほうが、対処しやすいと言えます。なぜなら、ストレスが大きい場合は、自分自身が耐えられなくなるのも早いため、ほどなく考え方や生活習慣のチェンジを余儀なくされるからです。

とくに、がまん強い人、いい人、責任感の強い人は、なかなか要注意です。小さなストレスが積もり積もって、心の闇となり、さらには生活習慣を歪め、ひいては病気を引き起こして行くことにもなりかねないのです。

では、うまくストレスと折り合いをつけながら、あくまでもストレスを明日への活力とするためには、どうしたらいいのでしょうか。

これからご紹介する「ストレスとの向き合い方」は、すべて、多くのガン・サバイバー――ガンを克服した人――の方々に教わったものです。

キーワードは次の三つです。

①「NO」

②「WANT」

③「SOSO」

一つめの「NO」は、**嫌だと思ったことは、はっきりと「NO」と言う**ようにする、ということです。

最初から「NO」と言うのは、なかなか勇気のいることです。その勇気がひょっとしてストレスになるかもしれません。しかしそのストレスは一瞬です。かえって「NO」と言えない自分を引きずってしまうほうが、よほどストレスは長く、そして大きくなってしまうのです。

二つめのキーワード「ＷＡＮＴ」は、一つめの「ＮＯ」の裏返しでもあります。当たり前の話ですが、人は自分のしたいことをやっているときが一番ストレス負荷が少ないのです。仮に同じことをやるにしても、やらなければいけない（義務）とか、やらされている（強制）という気持ちがあれば、ストレス負荷は大きくなります。

であるならば、**絶対にやりたいことをやったほうがいい**に決まっています。他人の評価ではなく、自分の評価で、自分の生き方を選択すれば、「ＷＡＮＴ」の生き方は、ごく自然なことに映るのではないでしょうか。

さて三つめのキーワードの「ＳＯＳＯ」は、要するに「いい加減」という意味です。

世の中も人生も、自分の意のままにはなかなかなりません。それがふつうです。そんな環境で、あまりに自分の我を押し通してしまうと、どうなるでしょう。やたら周囲とぶつかって、何事もうまくいかなくなってしまいます。

だから、「SOSO」が必要なのです。**思うようにならなくても、けっして「逆らわず」、しかし、けっして「従わず」**――そんな大人の対応をしながら、うまく対処するのが「SOSO」の極意です。

「NO」「WANT」「SOSO」――ストレスとうまく折り合いをつけるための心の持ち方を、ぜひ身につけてください。

「食べる量」と「ストレスの量」は比例する？

食とストレスは密接に関係しています。

たとえば、よく「やけ食い」というように、人はストレスから逃げるため、食に走る傾向があります。ストレスは食べすぎの一つの大きな原因になっているということは、誰もが納得のいくところでしょう。

前に、現代人は、おしなべて食べすぎであると指摘しましたが、食べすぎをやめる一つの有力な手段は、ストレスとうまく折り合いをつけてしまうこと、とも言えます。

人が何事かに夢中になっているときというのは、交感神経が優位になっています。そして、交感神経が優位になっているときというのは、生理的に人は食事をしたいとは思わないのです。すなわち空腹感を感じないのです。

何かに没頭していて気がついたら食事を忘れていた、という経験は、おそらく誰にでもあると思います。

ここまでは「ストレス→食べすぎ」「ストレス解消→食べすぎ解消」という構図ですが、じつはその逆も成り立ちます。

つまり、**「食べすぎ解消→ストレス解消」という構図も、大いにありうる**のです。

前に、絶食をすると体が軽くなり、爽快感が生まれると述べました。それと同時に、ストレス負荷も相対的に低くなっていくというわけです。食べすぎの解消のみならず、ストレス解消のためにも、やはり「たまには絶食」をおすすめします。

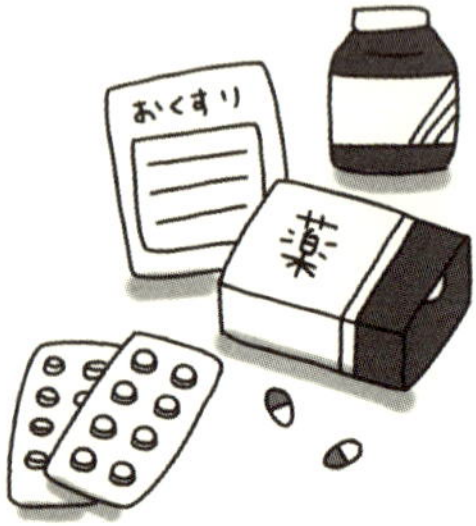
おくすり
薬

3章

実践！
「医者に頼らない生活」の始め方

「では、実際にどうやって薬をやめたらいいのか」

薬＝毒は飲まないに越したことはない。

ここまで本書を読んでいただいた方なら、もはや異論はないと思います。

ただ、みなさんのなかには、今現在、自分や家族が薬を常用しているという方も数多くいらっしゃると思います。

となると、次は、**「理屈はわかった。では、実際にどうやって薬をやめたらいいの?」**ということになるのは当然だと思います。

おそらく、なかには、「いざ薬をやめたいと思ってはみても、薬をやめてよけいに悪くなってしまったらどうしよう」などと、薬をやめることに心理的な抵抗を感じている人もいらっしゃることでしょう。

そうした心理的な抵抗は、本書の理屈をよくわかっていただければ必ず払拭されることと思います。

それより薬をやめる際に問題となるのは、生理的な問題、つまりリバウンドあるいは離脱症状が出る場合です。今よりももっと症状がきつくなるという、いわゆる禁断症状というものを、いかに避けるかということが、重要な課題なのです。

そもそも、本来は、**薬を処方した張本人である主治医が、薬の離脱までの一切合財の責任を持つべき**なのは言うまでもありません。

そんな責任を取るのが嫌だというのなら、そもそも最初から薬を処方すべきではないのです。

ところが残念ながら、日本にはそこまで患者さんのためを思っている医者は、あまりいないのかもしれません。

前々から触れているように、症状もなくなり、検査値も基準値（正常値）に戻っているにもかかわらず、いっこうに薬を止めようとしない主治医も少なくないのが現状なのです。

最高血圧（上の血圧）が１００㎜Ｈｇを下回っているにもかかわらず、あいかわらず血圧降下剤を処方しつづける、血糖値が１００mg／dlをはるかに下回っているにもかかわらず、あいかわらず糖尿病治療薬を処方しつづける……こんな医者が、日本全国、いたるところにいるのでしょう。

これらはもちろん、ただちに命にかかわってくることです。れっきとした犯罪だと言わざるを得ません。

私がときどき訪れる老人ホームにも、そんな気の毒なお年寄りがたくさん入ってこられます。

主治医から見捨てられ、薬漬けになりながら、路頭に迷っている――そんなふうに私は感じてしまいます。そんなお年寄りを見つけては、私は次々に薬を切り捨てていくことになるのです。

復習になりますが、薬の本命は、基本的には「一時しのぎ」です。

もちろん「一時しのぎ」も、ときとして救世主となります。それはくり返し述べてきました。ただ、**その「一時」をしのぐことができれば、あとは薬はいらない**はずなのです。

人生、「健康でなければ」楽しくない！

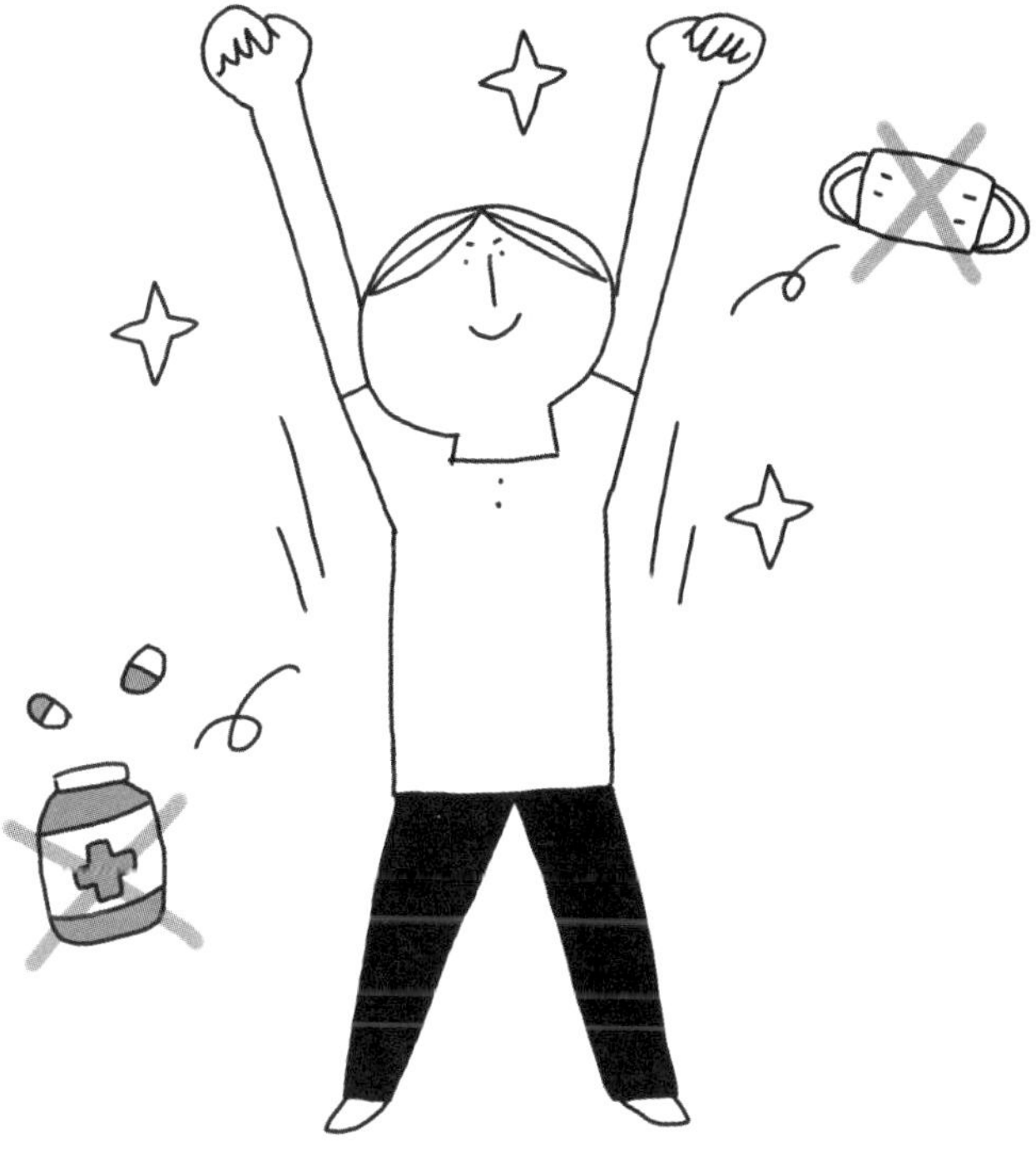

医者があてにできない以上、このことをまずは患者であるみなさんが、しっかりと頭のなかに叩き込んでおいてください。

そして、薬が「一時しのぎ」をしてくれる間に、みなさんには、必ずやらなければならないことがあります。

それは、自助努力を怠らないこと。

薬が当面の敵をおさえてくれている間に、生活習慣を見直し、**病気を寄せつけない体をつくっておく**のです。

これが、「薬がいらない体」ということになります。

その結果、たとえば血圧が下がる、あるいは血糖値などの検査値が戻るなど、悪い症状がなくなってくれれば、もはや薬は不要です。かえって薬を飲みつづけることのほうが危険です。ずっと薬に依存した体になってしまいます。

ただやはり、患者さんの心理としては、薬をやめると何かよからぬことが起きてしまうのではないかという疑心暗鬼にとらわれることもあるでしょう。薬をやめることに、ためらいを感じてしまうこともあるでしょう。

でもよくよく考えてみてください。

あなたは、生まれたときから薬を飲んでいるのですか？

――そんなことはないはずです。

もともとは、まったく薬を飲んでいなかったのですから、自己治癒力が高まれば、薬がなくても大丈夫なはずなのです。

要するに、**「薬がいらない体」をつくるということは、体を本来の状態に戻すということ**なのです。

第四の道――「自分の身を自分でキッチリ守る」コツ

今現在、飲んでいる薬をやめるには、どうしたらいいか？

まずは主治医に、薬をやめたい旨をちゃんとリクエストしてみるべきです。

抵抗はあるかもしれませんが、まずは患者であるみなさんが、きちんと意思表示をしなければ、何も始まりません。

医者であれば必ず知っている『ドクターズルール425（医師の心得集）』にも、こんなフレーズがちゃんと載っていて、みなさんのあと押しをしてくれています。

「中止して具合が悪くなる薬などほとんどない」（著者訳）

もちろんこれは、どこの馬の骨かわからない「eークリニックの岡本（著者）」が言っているのではありません。世界的に有名な権威ある成書が言っているのですから、主治医に対してもそれなりに説得力があるはずです。

いみじくも医者であれば、間違っても『ドクターズルール425』を知らないなんて言えるはずはありません。もしいたら、聖書を知らないキリスト教徒のようなものです。

ともかく、無責任な医者に薬を処方してもらった人は運がなかったと思って、以下の三つ、いずれかの選択肢を選ぶしかありません。

①懸命に主治医を説得するか？
②離脱をあきらめるか？
③離脱を手伝ってくれる奇特な医者を別に探すか？

離脱をあきらめてほしくはありませんが、①も③も、なかなか至難の業だと思います。というのも、多くの医者は、次のような言い訳をしながら、みなさんの要望をのらりくらりとかわし、薬を飲ませつづけようとするだろうからです。

もうすこし落ちついてから……
そんなにあわてて、やめなくても……
副作用はたいしたことないから……
命を落とすことにくらべれば副作用ぐらい……
念のために飲んでおきましょう……

これは一生飲みつづけるものだから……

などと言われながら、早何年、という方が、私の知る範囲でも少なくありません。そして残念なことに、日本には「医者－患者」という上下関係がしっかりとでき上がってしまっています。

「お医者様」に飲みなさいと言われれば、なかなかそれを突っぱねることのできない患者心理が、多くの人のなかに巣食っているのです。

あなたも、そんな一人ではありませんか？

でも、自分の身は自分で守らねばなりません。医者がのらりくらりとかわすのであれば、自分で薬をやめることを考えてみてください。

これが、先の三つの選択肢にはなかった**「第四の道」**です。

大丈夫、慎重にやる必要はありますが、実際は、それほどむずかしいことではありません。

薬は「だましだまし、ぼちぼち減らす」

自分で薬をやめるには、一つ、コツがあります。

それは、**「だましだまし、ぼちぼち減らしていく」**ということ。

すぐにでも決別したい薬ですが、いきなり全部をやめてしまうのは、やはり得策ではありません。

ところで、世の中には、「薬の飲み方」に関する本はあふれているのに、「薬のやめ方」に関する本となると、ほとんど見かけません。

それは、おそらく日本人の根強い「薬信仰」のせいでもありますが、加えて「薬のやめ方」を、杓子定規のマニュアルにするのは、とてもむずかしいことでもあるからでしょう。

本書では、そのむずかしいことをやろうというわけです。

行きがかり上、私は薬の離脱に関しては数多く経験してきていますので、参考になるかとは思います。ですが、何事も例外があります。そのあたりは斟酌していただかなければいけません。

（このような言い訳はできればしたくないのですが、ひと言つけ加えておかないと、必ず突っ込んでくる輩がいるのです。ご容赦ください）

ちなみに、**私ならどう考え、どうしてきたか？**――これをみなさんに提供し、自分で薬をやめる一つの基準にしていただければと思います。

そこでまずお伝えしたい、私なりに導き出した一番いい「薬の離脱」の仕方は、今述べた「だましだまし、ぼちぼち減らしていく」ということなのです。これが私の結論です。

薬を自分でやめるにあたり、まず持っていただきたい感覚は、この「だましだまし、ぼちぼち」です。そのうえで、さらに具体的に、薬をやめる方法をご紹介していきましょう。

この「4週間ルール」が寿命を決める！

ほぼすべての薬は「4週間」でやめられる。

これを私は「4週間ルール」と呼んでいます。ただし何度でも言いますが、患者さんの自助努力は必要不可欠ですし、慎重に経過を見守ることも必須です。

ところで、「4週間の根拠は？」とよく聞かれるのですが、第一には「経験です」としか言いようがありません。

ただ、経験をあと追いする形で「4週間で薬から離脱できる理由」を考えてみると、おそらく、**4週間（1カ月）くらいで、おおよその体質が変わりうるから**でしょう。

また、これは私のほうの正直な事情として、4週間以上もフォローを続けるのは現実的には無理がある、ということもあります。きちんと責任を持てる期間内で、きっちりと薬をやめていただこうというのが私の考え方です。したがって、基本的には、様子を見ながら4週間をかけて「ぼちぼち」減らしていくという方法になります。

では、**具体的にどういうペースで減らしていくのか？** ここがもっとも知りたいところでしょう。

たいていは、次のようなプロセスを踏みます。

・第1週……まずは薬の量を半分にして様子を見る——ここがもっとも気をつけなければいけないところです。この局面をうまく乗り切ることができれば、おおむね離脱は成功しています。

・第2週……第1週でとくに何も不具合がなければ、さらに半分の量（＝最初に比べると4分の1）に減らします。

・第3週～第4週……ここまでで不具合がなければ、第3週はさらに半分の量（＝最初に比べると8分の1）、ここでも不具合がなければ、第4週には、またさらに半分の量（＝最初に比べると16分の1）へと、順に減らします。

・第4週のあと、何も不具合がなければ、離脱成功です。

これでほとんどの場合、問題なく離脱に成功しています。

一番重要で気を使わなくてはならないのは、やはり第1週です。薬の量が4分の1、8分の1と減っていくにつれて、薬効がどんどん薄れていくので、第2週以降は、さほど注意も心配も必要ありません。

ただ、**これまでフルに常用していたものを半分に減らす最初の段階は、とくに細心の注意が必要**なのです。

ごく稀にですが、最初の「半分にする」段階に2〜3週間ほどかかる場合もあります。ただトータルの日数としては、今のところ、ほぼ全例、問題なく4週間で薬と決別しています。

もちろん、薬の常用期間が長かったり、症状が重かったり、また薬の種類によっても、多少の例外は考えられます。

ですが、常用の常連となっている薬の大部分は、経験上、たいてい「4週間ルール」でみごとに離脱できます。

消炎鎮痛剤、脂質異常症治療薬（コレステロールや中性脂肪を下げる薬）、痛風治療薬、胃薬、降圧剤、便秘薬、睡眠薬、鎮痛剤、糖尿病治療薬（2型）などです。

離脱症状も、ほとんどないはずです。

もちろん、薬を減らすと同時に、**免疫力を強めるための自助努力をする**という条件が、必ずついていることは、再度強調しておかなければなりません。

ちなみに、どうしても痛みがきついときに、1回や2回、鎮痛剤を飲むというのは問題ありません。

ところが、痛みの「予防」のために消炎鎮痛剤を常用しているだとか、「食べすぎても大丈夫」なように消化剤を常用しているという、とんでもない使い方をしている人もいます。

そういう使い方がNGであることは、もはや言うまでもありません。

自分も家族も「幸せにする方法」

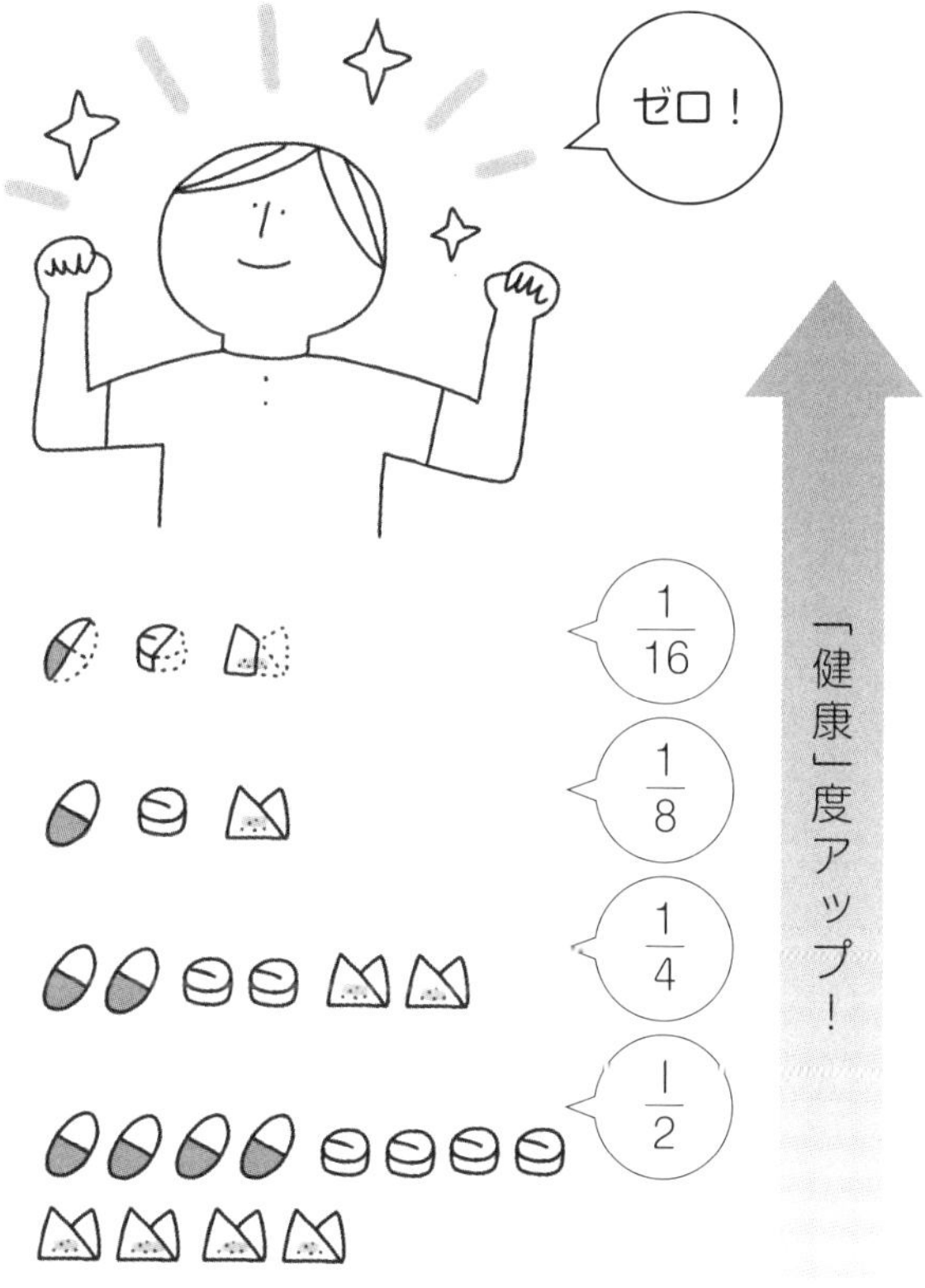

2分間、爪をもむ――免疫力を上げる「爪もみ療法」

免疫力を簡単に上げる方法をお教えしましょう。

本当に簡単です。**手の指の爪をもむだけ**なのです。

簡単すぎて驚かれたかもしれません。

これは中国伝統医学の理論に基づき、さらに福田稔医師、安保徹医師らが独自の理論を構築し、発展させていった治療法です。日本では、そのまま「爪もみ療法」と呼ばれています。

やり方は、本当に簡単です。

両手・両足の各指の爪の生え際を、親指と人さし指ではさみ、少し痛みを感じるくらいの強さでもみます。爪楊枝やボールペンの先で刺激してもかまいませんが、出血するほど強く刺激してはいけません。

時間は各指10秒ずつくらい、回数は1日に10回くらいを目安に行なうといいでしょう。手・足両方とも行なうのが理想的ですが、仕事の合間などに行なうのであれば、手だけでもかまいません。

なぜ、爪をもむだけで免疫力が上がるのでしょうか？

爪もみ療法には、自律神経のバランスとリズムを整える効果があるからです。

自律神経とは、自分の意志で体の各部分を動かす運動神経などに対し、自分の意志とは無関係に働く神経のことを指します。

体の内部からの情報や外部からの刺激に対して自動的に反応し、循環・消化・代謝・体温調節・生殖などの生体機能を、うまくコントロールしてくれているのです。

無意識のうちに行なわれていることなので、つい見過ごしがちですが、病気になるのは、この自律神経がきちんと働いていないからです。

自律神経には「交感神経」と「副交感神経」があります。

それぞれ違う役割を担っており、どちらかがつねに優位に働いて、体を維持しています。

平たく言えば「ON」と「OFF」のスイッチを切り替えるように、**必要に応じて両者が切り替わることで、体の機能がうまく保たれるようにしている**のです。

「交感神経」は、緊張してストレスのかかるときに優位に働いています。

他方、夜、眠っているときやリラックスしているときには副交感神経が優位に働いています。

「交感神経」と「副交感神経」の連携がうまくいっていれば、体は健康に保たれます。両者の連携が崩れると、体のいろいろな機能が正しく働かなくなり、病気になるというわけです。

自律神経は、体の機能のすべてに采配を振るう「統括本部」のようなものと言ったらいいでしょうか。

その自律神経の切り替わりのバランス、リズムを整えるのが、爪もみ療法です。

両手・両足の爪の生え際には自律神経のツボ（治療ポイント）があります。これをまんべんなく刺激することで、自律神経が働くバランスやリズムを整えることができるのです。

免疫力が「ぐんぐん高まる！」——爪もみ療法

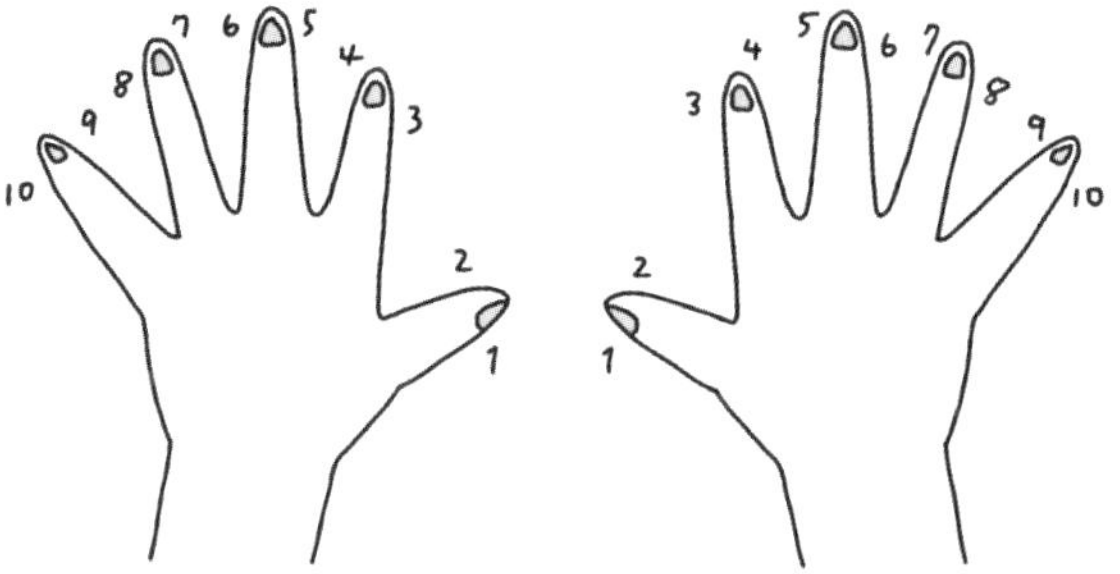

「自律神経のツボ」は、両手・両足のすべての指の爪の生え際にあります。

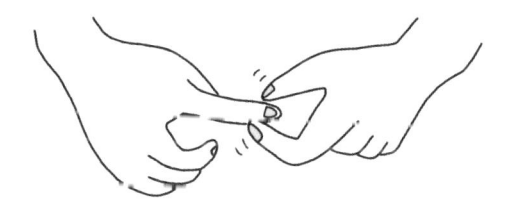

刺激する指を、親指と人さし指ではさみ、約10秒間「少し痛みを感じるくらい」押しもみます。

全身の血行を著しく改善する「温冷浴」のすすめ

免疫力を上げるには、「温冷浴」もかなり効果があります。

これも非常に簡単。

お風呂に入るときに、「お湯につかる」「水シャワーを浴びる」を交互にくり返すだけです。

こうして「温」の刺激と「冷」の刺激を交互に与えることで、自律神経のバランスとリズムが整えられ、全身の血行が著しく改善され、新陳代謝が活発になります。

また、**免疫をつかさどるリンパ球も増える**という、効能抜群の方法なのです。

毎日の入浴にこの「温冷浴」を取り入れることで、免疫力が鍛えられ、ぐんぐん体が強くなっていきます。

行ない方は、次のとおり。

「体のリズムを整える」習慣――温冷浴

① 温：体があたたまるまでお湯につかる（湯温40度前後）

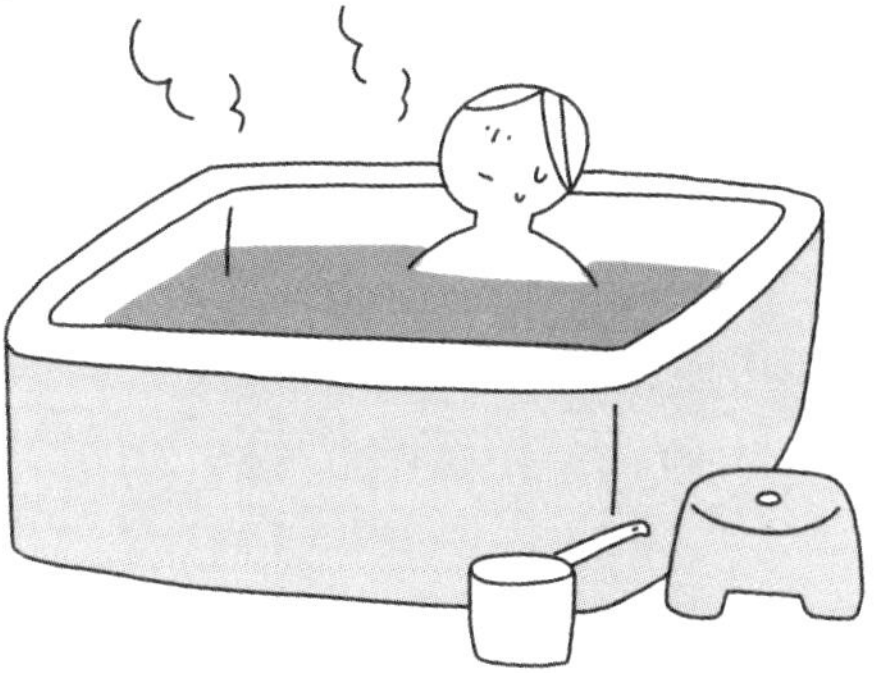

② 冷：水シャワーを30秒間ほど浴びる（水温20度以下）

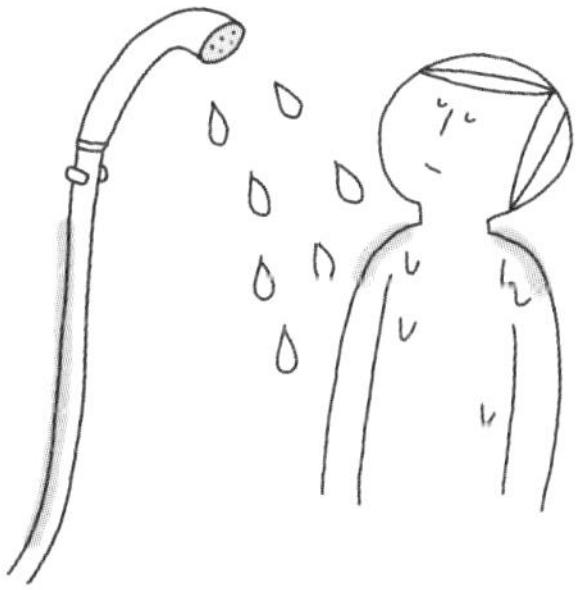

③ 温→冷→温→冷→温→冷で終了！

①まず「温」から始める。
②体があたたまるまでお湯につかり、水シャワーを約30秒浴びるという具合に、「温」→「冷」を3セットくり返す。
③最後は「冷」で終える。

湯温は40度前後、水温は20度以下というのがだいたいの目安です。行なうのは朝でも夜でもかまいません。ただし、心臓に疾患のある方など**体に不安のある方は、絶対に無理をしないでください**。

いきなり水シャワーを全身に浴びるのではなく、手先・足先から始めるといいでしょう。慣れてきたら、ひざ下、太ももから下というように徐々に水シャワーを浴びる範囲を広げていき、最終的に全身に浴びるようにしていきます。

また水温も、いきなり20度以下では刺激が強すぎるようでしたら、最初は30度くらいから始め、慣れるしたがって徐々に水温を下げていくといいでしょう。

たった「3カ月」で、あなたの体は強くなる！

薬のない生活が想像できない。薬なしではいられない――。

こんなケースも、よく見られます。正直、これはやっかいです。リバウンド（離脱症状）が考えられますし、症状が逆に悪化してしまう場合もあるからです。

しかし、このようなやっかいなケースでも、「だましだまし、ぼちぼち」減らしていけば、**必ず、薬をやめることができます**。

たとえばアトピー性皮膚炎。

ステロイド外用剤を使用している場合、1年以内の短期使用であればさほど問題はないのですが、1年以上使用している場合には、免疫抑制の状態に陥ってしまっているので少し注意が必要です。

もともとアトピーというのは炎症反応（＋酸化反応）です。

その炎症反応を劇的に抑えてくれているのが、ステロイドなのです。

1章で、気管支喘息やそばアレルギーの発作が起こったときには、ステロイド注射が命を救うと書きました。世の中になくてはならない、数少ない薬の一つであることは確かですが、常用は禁物です。

ところが、アトピー性皮膚炎の場合は、医者の見識が浅いと、いとも簡単にステロイドを常用することになってしまいます。さすがステロイドだけあって、期待はほとんど裏切りません。ほぼ完璧に炎症を抑えてくれます。

しかし、これは喜ばしいことではありません。その場しのぎであるはずの薬を常用することで、免疫抑制の状態になっている、つまり体本来の自己治癒力が著しく低下しているということなのです。

こうしたステロイド剤常用者には、爪もみ療法に温冷浴を合わせ、場合によっては専門家による刺絡療法も併用しながら、外用剤を徐々に減量していきます。

私の経験から言えば、重症の場合は4週間とまでいかなくても、**多くは3カ月ほどで離脱が可能**です。

その次に離脱がやっかいなのは、長期常用中の精神安定剤と抗うつ剤の類です。精神安定剤、睡眠剤、抗うつ剤の類も、1年以内の短期服用の場合には、さほど抵抗もなく離脱できるのですが、長期にわたって常用されている方の場合はなかなか簡単にはいきません。

私の経験でも、急激に薬を減らすと、たちまち攻撃的になったり、非常に落ち込んだり、イライラ感を募らせたり、あるいは自殺願望が出てきたり、発汗や動悸が見られたりと、いろんな自律神経症状や不定愁訴が出てくることがあります。

薬のすごさ＝恐ろしさを改めて思い知らされる局面でもあるのですが、でも結局は、**自己治癒力を高めながら、様子を見ながら、「だましだまし、ぼちぼち」減らしていく**、それしかありません。

このように私も割り切り、ご本人にも割り切ってもらうしか方法はないのです。

ただ、精神安定剤や抗うつ剤を常用されている方たちの多くは、表面的には、「薬をやめたい」と言われるのですが、同時に、少し複雑な心理状態にあるようにも見受けられます。

心の奥底では、「本当はずっと薬はやめられないのでは？」「薬をやめると、とんでもないことが起こるのでは？」といった考えが大きく占拠しているのでは、と思うことがしばしばなのです。

そんな場合は、もしかしたら「やめるタイミング」ではないのかもしれません。

しかし、もともと薬がない状態から、あえて薬を始めたわけですから、**薬がない状態に戻すことができれば、薬をやめることができる**はず。当然の理屈です。

そうなるために、時間をかけて、少しずつ離脱させていきます。とりあえずは向こう半年くらいで薬をやめましょう、というくらいの目標を立てて、生活習慣の改善に取り組んでもらいます。

24時間のリズムを整え、これまでに紹介したようなさまざまな手法——ストレッチ運動、ウォーキング、易筋功、気功、腹式呼吸、温冷浴、爪もみ療法など——を励行してもらい、場合によっては、専門家による刺絡治療も施しながら、経過を見ていきます。

半年フルにかかってしまう場合もありますが、私の経験例では、多くが3カ月くらいで離脱できています。

先ほども述べましたが、心の奥底で離脱に抵抗を感じているのであれば、時期尚早なのかもしれません。タイミングを見極めることも大切だと思いますが、ただ、幸いにして私の場合、6カ月以上も離脱にかかったケースはありませんでした。

体は、ある意味ではそれほど精密にはできていません。

薬なしの生活が想像できないほど常用してしまっていても、体が気づかないうちに、「だましだまし、ぼちぼち」、薬を減らしていけば、**必ずや薬と決別できる日がくるのです。**

がまんできない頭痛を「たちどころに収める法」

「痛み」は、心身の苦痛のなかでも最上級のものの一つです。

事実、痛みを止めることは、医療の歴史の大きなテーマでもあります。

鎮痛薬の類には、みなさんもきっと、ごくたまにはお世話になることもあるかと思います。もちろん私も、例外ではありません。常用はしませんが、ごくごくたまに今でも頭痛薬を飲むことはあります。

ただ、これほど人を苦しめる「痛み」でも、**薬を飲まずに対処することは十分に可能**なのです。私自身の経験からお話ししましょう。

以前、私は、緊張が続いたあと、少しほっとしたときに頭痛が起こることが頻繁にありました。

これは典型的な筋緊張性の頭痛です。緊張により血流が滞り、鈍痛が生じていたのが、ほっとしたとたんに血管が一気に広がるために、今度はズキンズキンとした痛みに襲われるのです。

しばらくがまんをしていれば、時間とともに痛みも癒えていきますが、わかってはいても、そのがまんがストレスとなるため、つい頭痛薬に手を出してしまっていました。

でも、やはり毒は毒なのです。先述したように、頭痛薬を含む鎮痛剤の服用は、痛みを生む原因の根本的な治療にはなりません。

このことは、みなさんも、もうよくおわかりだと思います。しかも、常用は体を蝕みます。

現に２００５年、米国ＦＤＡは、鎮痛剤（正確には非ステロイド抗炎症薬＝ＮＳＡＩＤｓ）が安易に処方される風潮を憂慮してか、すべてのＮＳＡＩＤｓに心血管系の副作用のあることを警告するように指示しています。つまり、軽い気持ちで鎮痛剤を飲むと痛い目を見るということです。

しかし、そうは言っても、痛みをがまんするのはストレスになります。

そんな折に、私は、縁があってある中医師に出会うことになります。この出会いが、本物の中医との出会いでもありました。ここで、自分にとって新しい概念である「氣《き》（気）」とのかかわりが始まったのです。

中医の考え方だと、痛みは氣が滞り、血流が淀んだところに生じます。したがって、**氣の滞りを解消し、血の巡りをよくすれば、痛みは消える**ということになります。

あるとき、私は、知り合った中医師が一瞬にして患者の痛みを消し去る気功（外気功＝人に対して行なう気功）の実演を、目の当たりにしました。ここで半信半疑だった「氣」へのとらえ方が、すっかり一変したのです。

しかも、その中医師から聞いた「氣の存在は明らかだが、正体は明らかではない」、しかし「生体マトリックス（結合組織）を介して流れる量子かもしれない」という仮説も、私の耳には非常に刺激的でした。それだけでなく、私の長年の疑問を解消してくれるに足るものだったのです。

さっそく私は、彼に教わったことを自分自身で試してみることにしました。

いつもの頭痛に襲われたときに、まず頭や首の筋肉（結合組織を含め）をマッサージしたり、ストレッチをしてみたりしました。

何より驚いたのは、**「易筋功《いきんこう》」と呼ばれる手法**です。

これは、気功の理念を中心に、少林寺や太極拳を組み合わせ、しかもそれを誰にでもできるように簡略化した整体手法です。

マッサージやストレッチと合わせて、この「易筋功」を行なうと、まさしく彼の言うとおりに、頭痛が次第に消えていってしまったのです。

「たった20分!」体をぐんぐん強くする法――易筋功

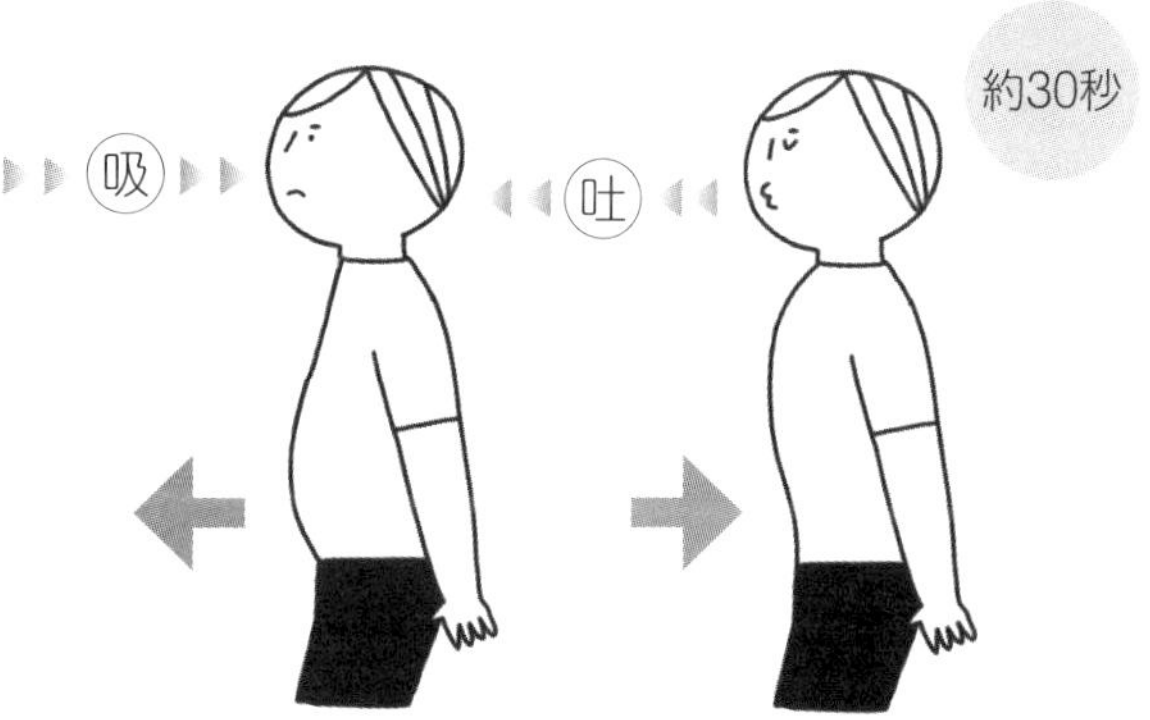

①腹式呼吸をします。まずお腹をへこませながら口からゆっくり長く息を吐き、吐ききったら、お腹をふくらませながら鼻から自然に吸います。

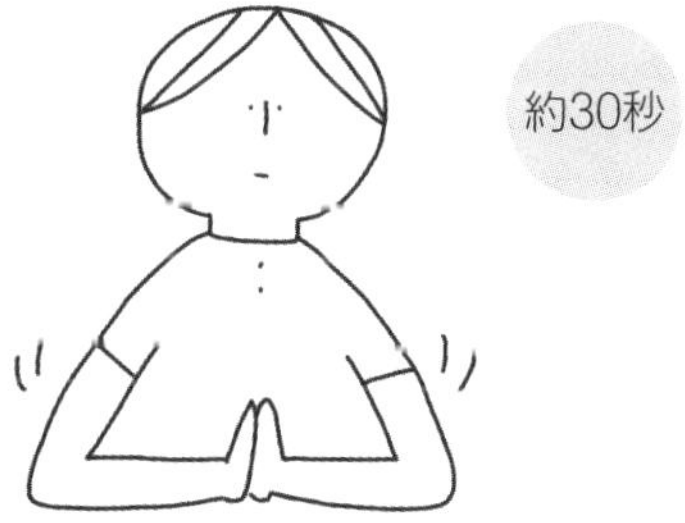

②胸の前で合掌し、手のひらをこすり合わせます。

※易筋功は痛み止めのみならず、健康全般の回復、または維持に役立ちます。

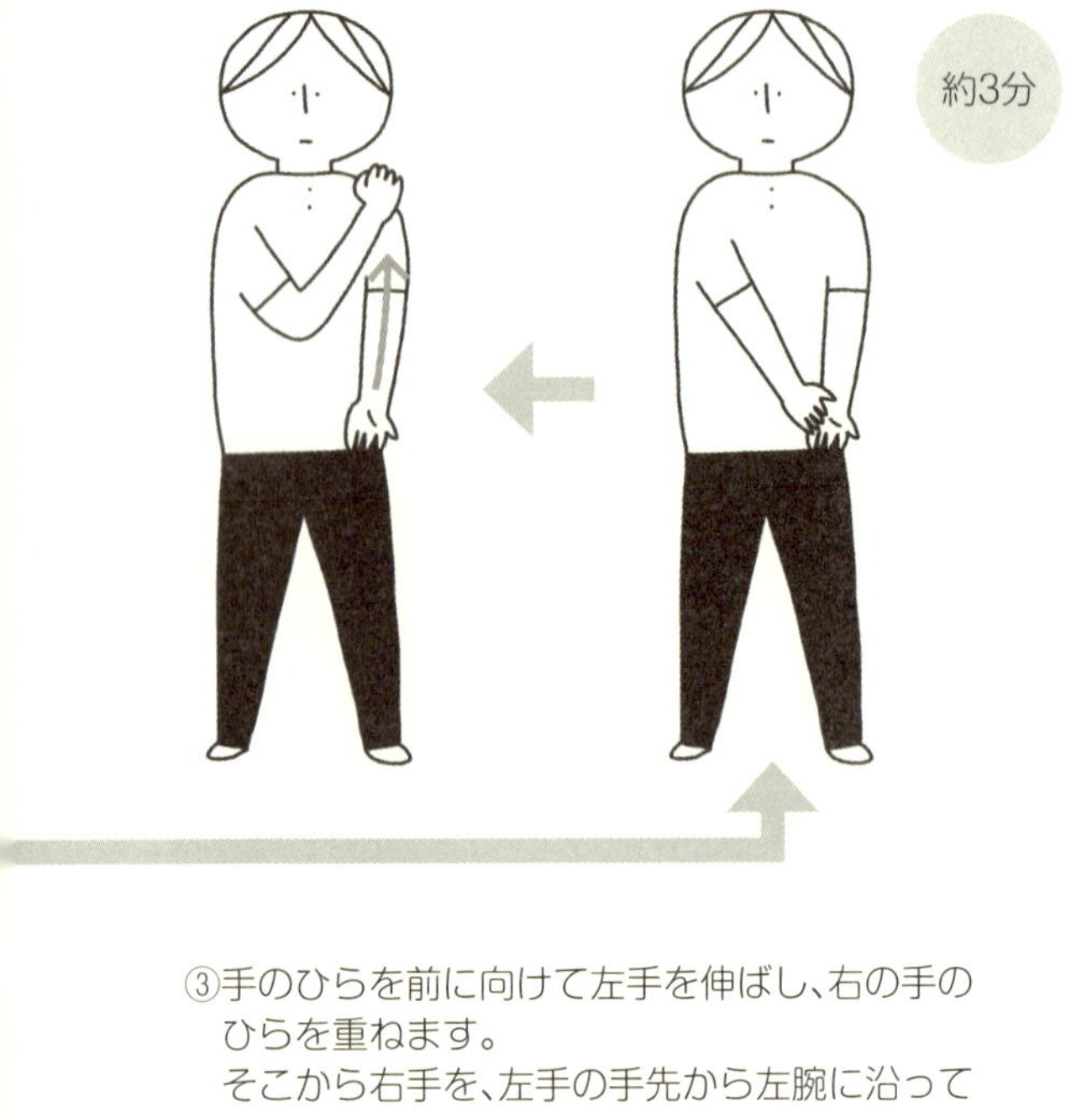

③手のひらを前に向けて左手を伸ばし、右の手のひらを重ねます。
そこから右手を、左手の手先から左腕に沿って左肩までスライドさせます。

左手を180度回して手のひらをうしろに向け、左肩にある右手を、今度は左腕を沿って左手の手先まで逆方向にスライドさせます。

これをくり返します。

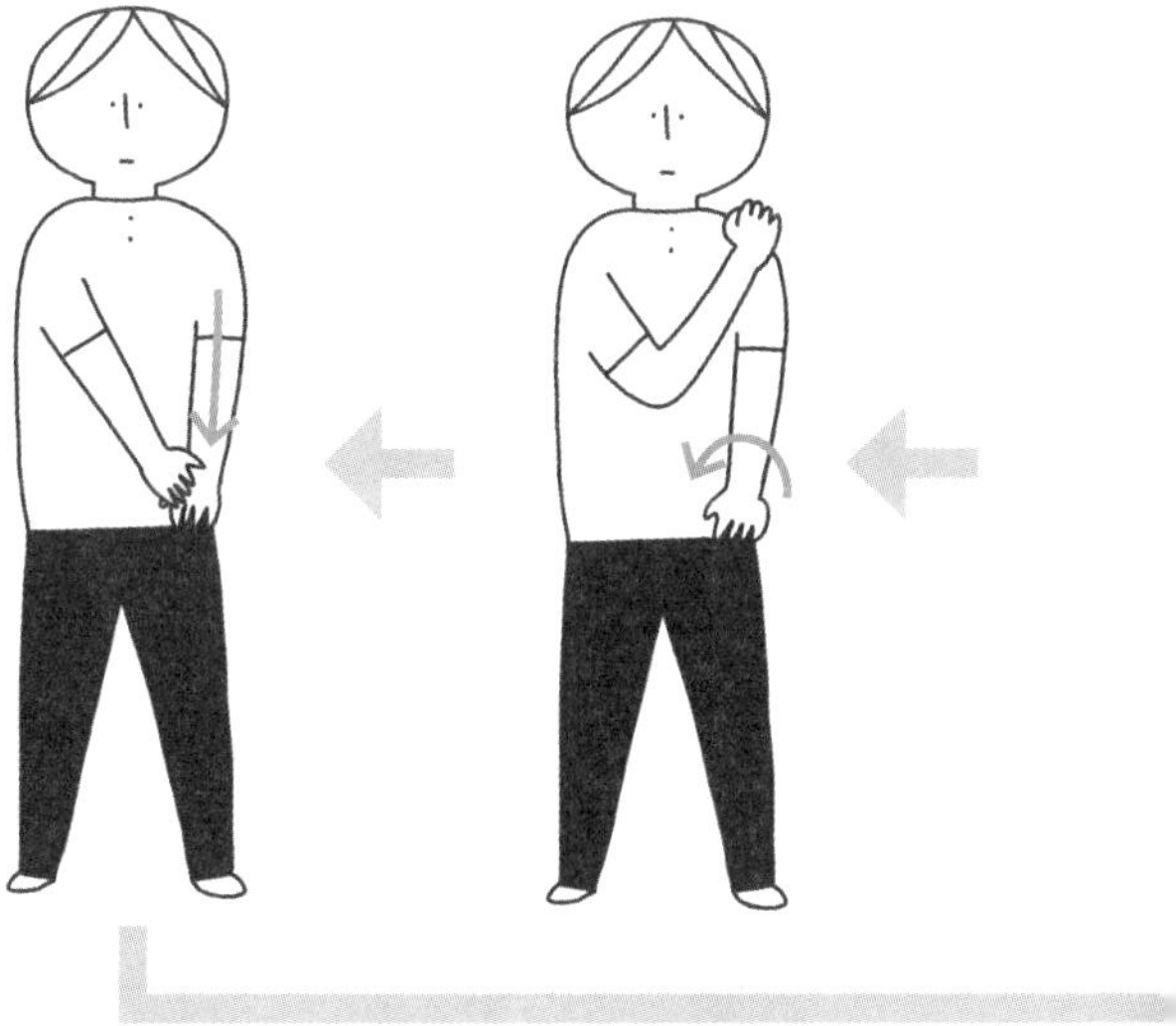

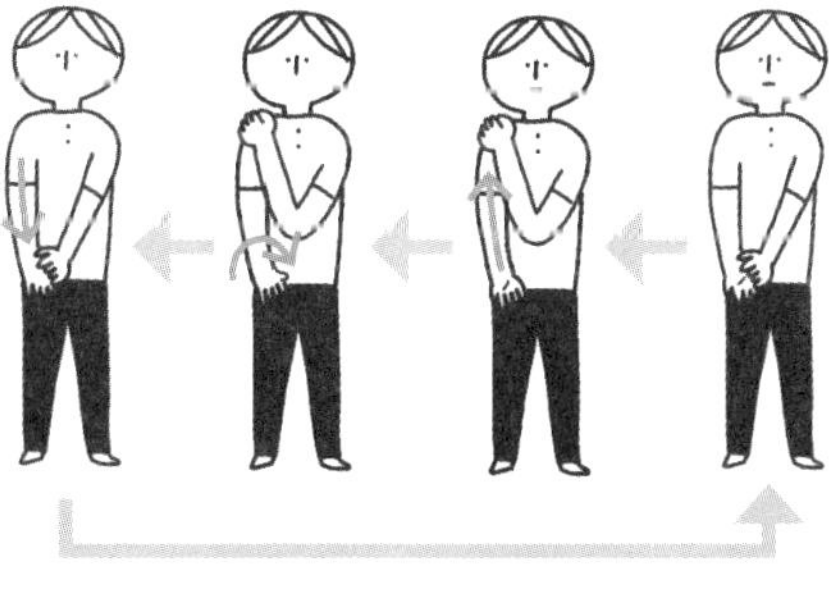

約3分

④ ③の手順を、左右の手を逆にして行ないます。

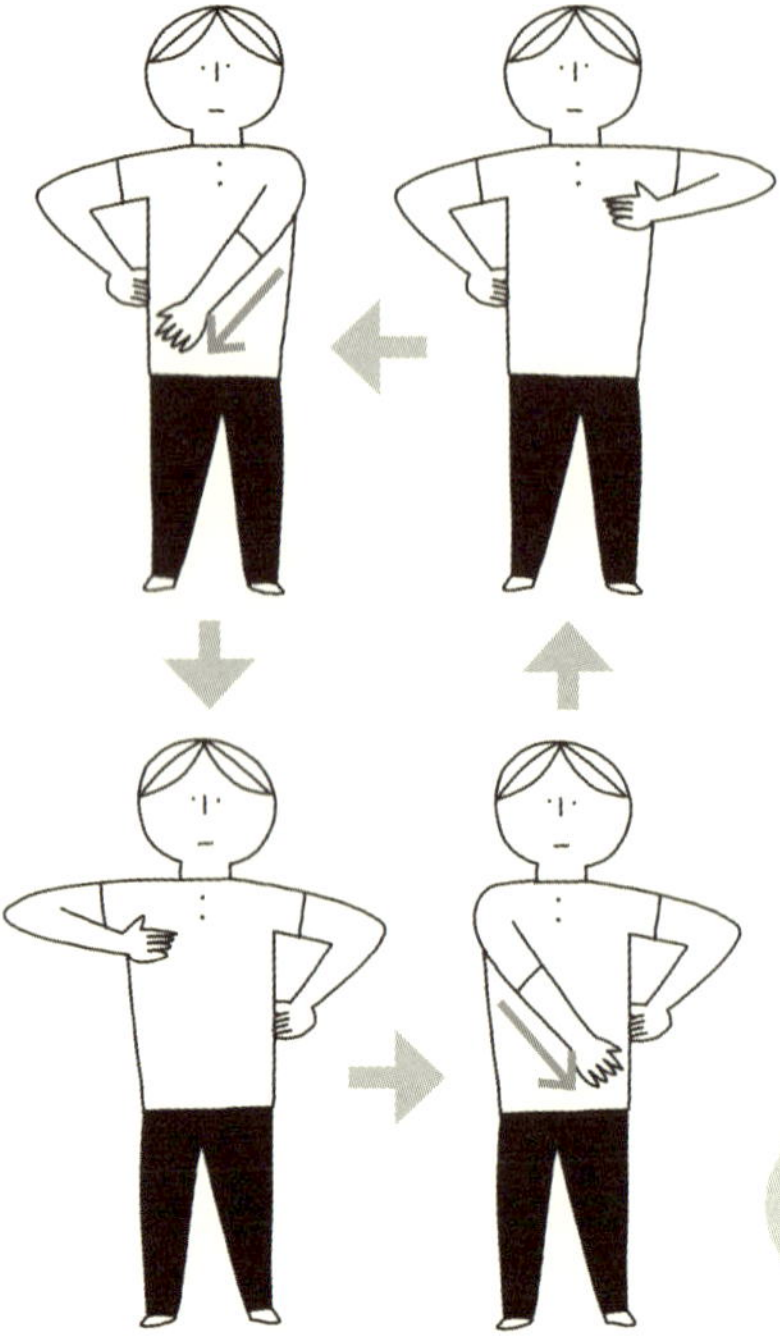

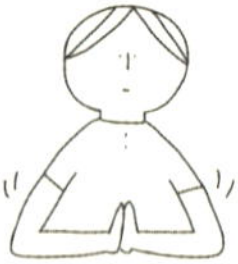

⑤ ②を行ないます(胸の前で合掌し、手のひらをこすり合わせる)。

約30秒

約6分

⑥右手を腰に、左手を左肩に軽く当てます。
そこから左手を胸腹部に沿って右わき腹までスライドさせます。左右を逆にして、左手を腰に、右手を右肩に軽く当てます。

そこから右手を胸腹部に沿って左わき腹までスライドさせます。

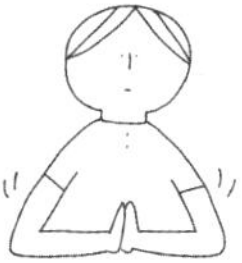

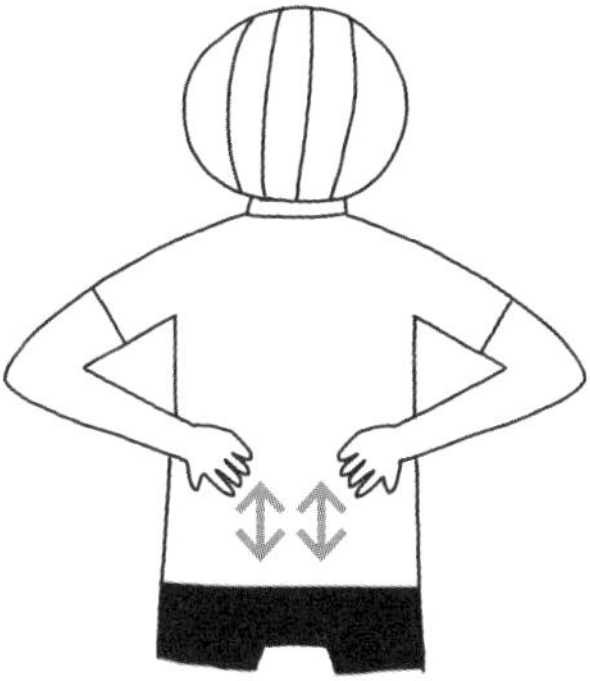

⑦ ②を行ないます（胸の前で合掌し、手のひらをこすり合わせる）。

約30秒

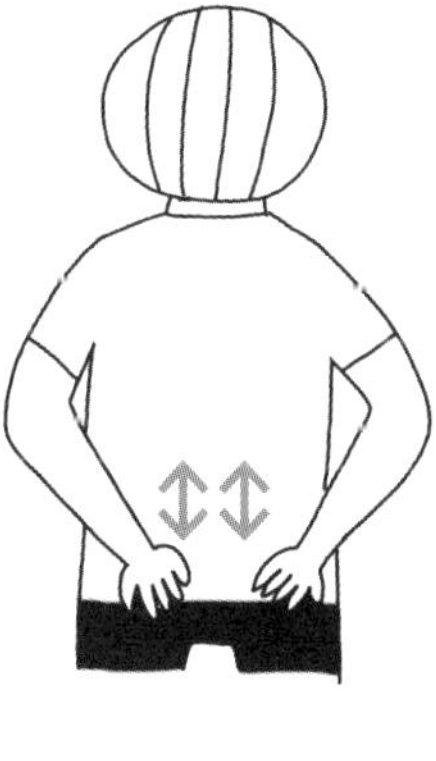

⑧ 腰背部（腎臓の位置）に両手を当て、上下にスライドさせます。

約3分

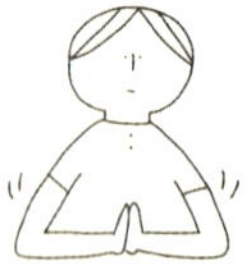

⑨ ②を行ないます（胸の前で合掌し、手のひらをこすり合わせる）。

約30秒

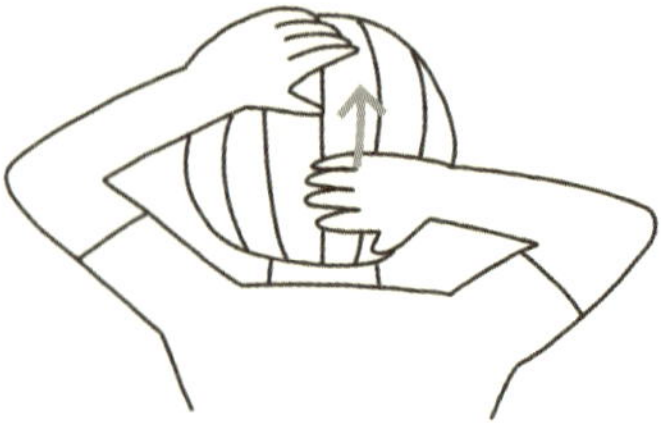

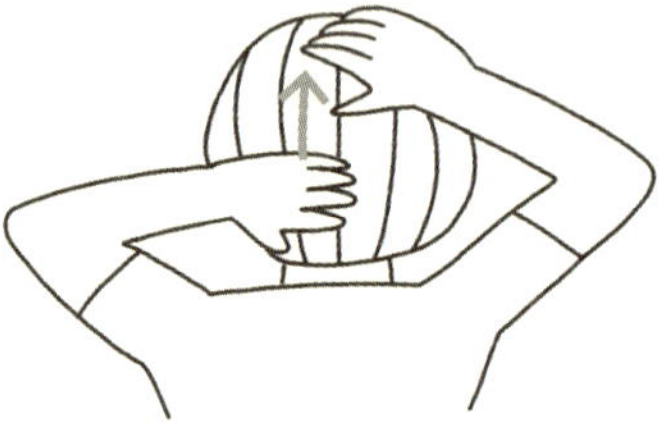

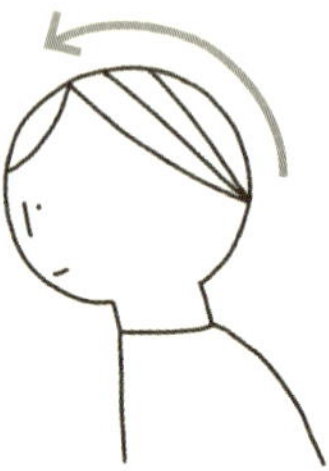

⑩頭頂部と首のうしろに片手ずつ当て、首のうしろから頭頂部、額まで交互にスライドさせます。

約3分

【「頭痛」や「目のかすみ」が気になる人は、下記を追加】

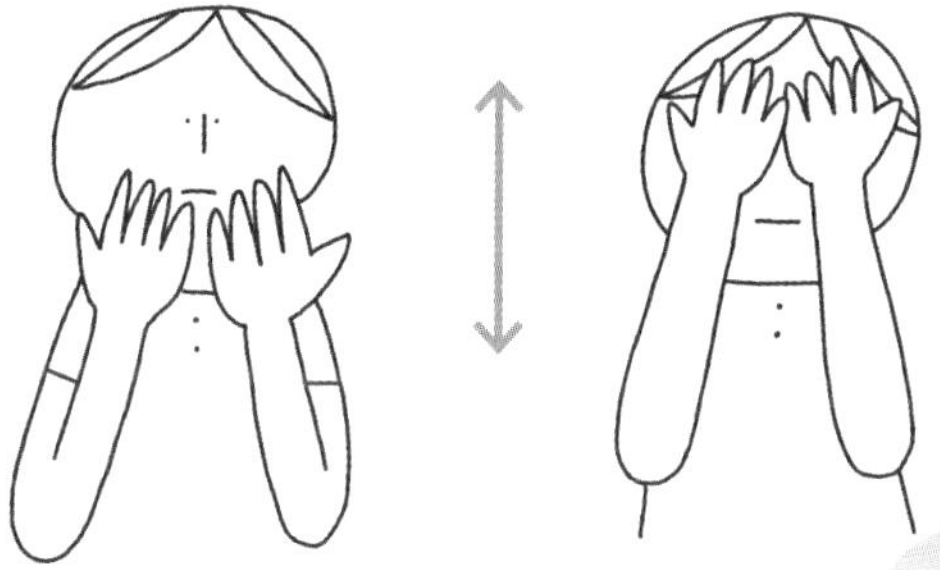

両手を顎から額にかけてスライドさせます。　約1分

【「耳鳴り」や「めまい」が気になる人は、下記を追加】

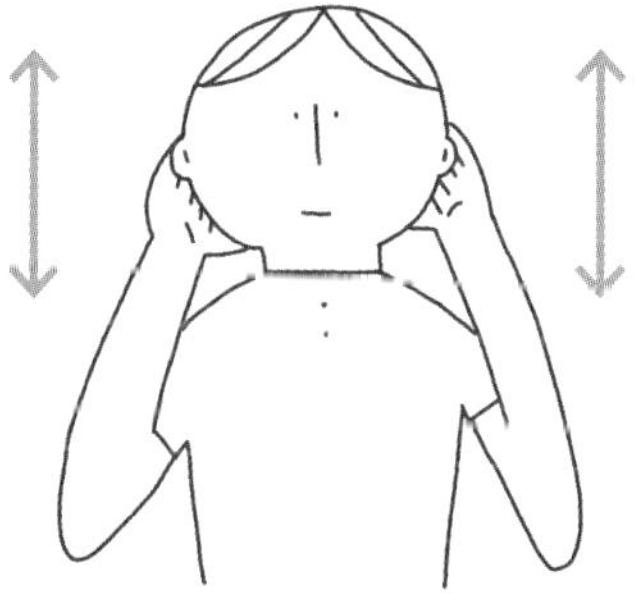

約1分

両手を耳たぶのうしろの部分に当て、
上下にスライドさせます。

このときばかりではありません。その後、緊張したあとに少しほっとするという、いつもなら頭痛に襲われてもおかしくない局面になっても、まったく頭痛が起こらなくなったのです。

また「頭痛に効くツボ」もおすすめです。痛みに襲われたときに「百会《ひゃくえ》」「風池《ふうち》」「太陽《たいよう》」「合谷《ごうこく》」などのツボを少し強めに押すと、**スーッと痛みが引いていくのが実感できる**はずです。

こうして、ますます中医に魅せられた私は、気功も習って試してみました。すると、頭痛はもちろん、ずっとかかえていた右膝の違和感までいつの間にか消えていったのです。気功は習わなければ実践できませんが、やってみれば本当の気功はとても簡単です。「易筋功」と「ツボ押し」は、誰にでも、すぐにできることですので、ぜひやってみてください。

とにもかくにも、この中医師とのラッキーな出会いが一つの大きなきっかけとなり、人類の最大の敵とも言える「痛み」すら、薬を常用しなくても治せるという私の確信は、ますます強まったのです。

気持ちよく「頭痛を収めるツボ」

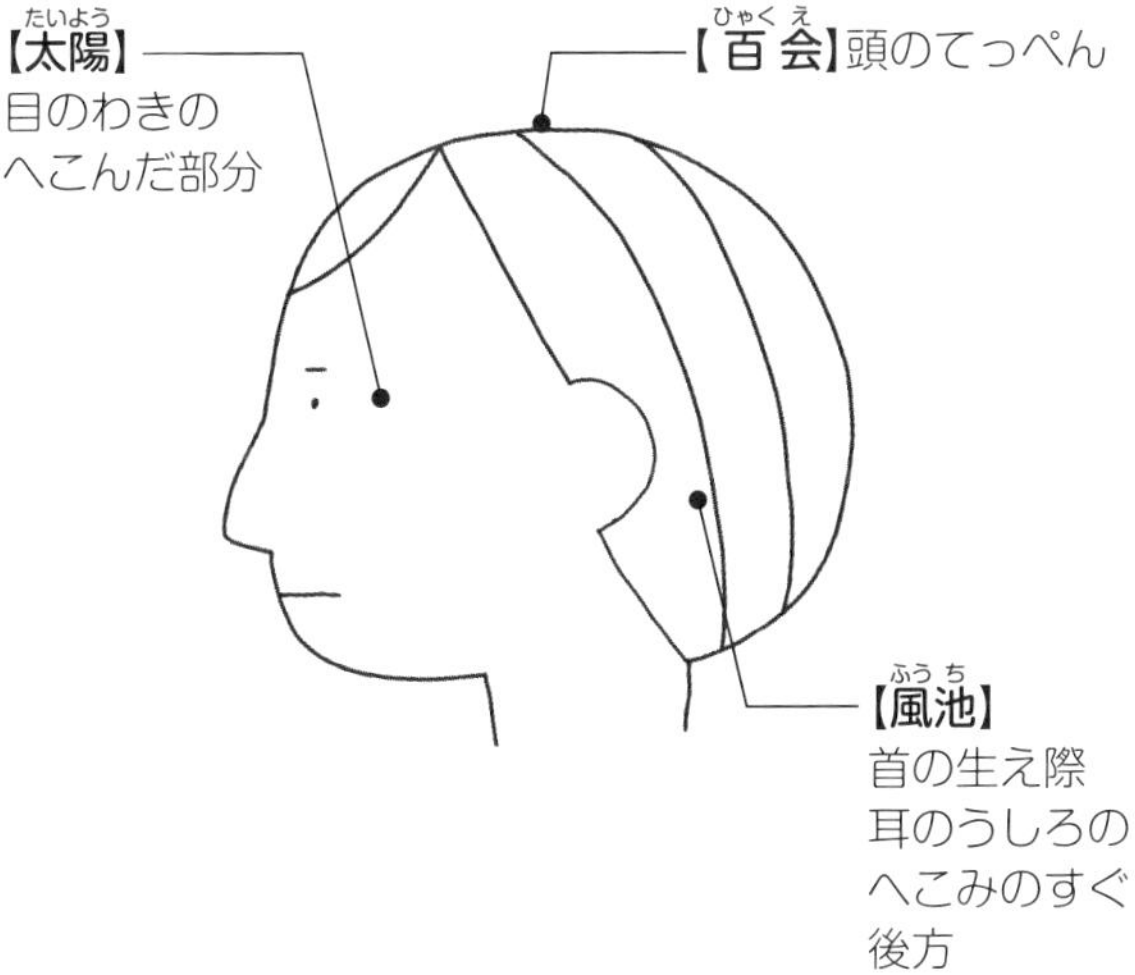

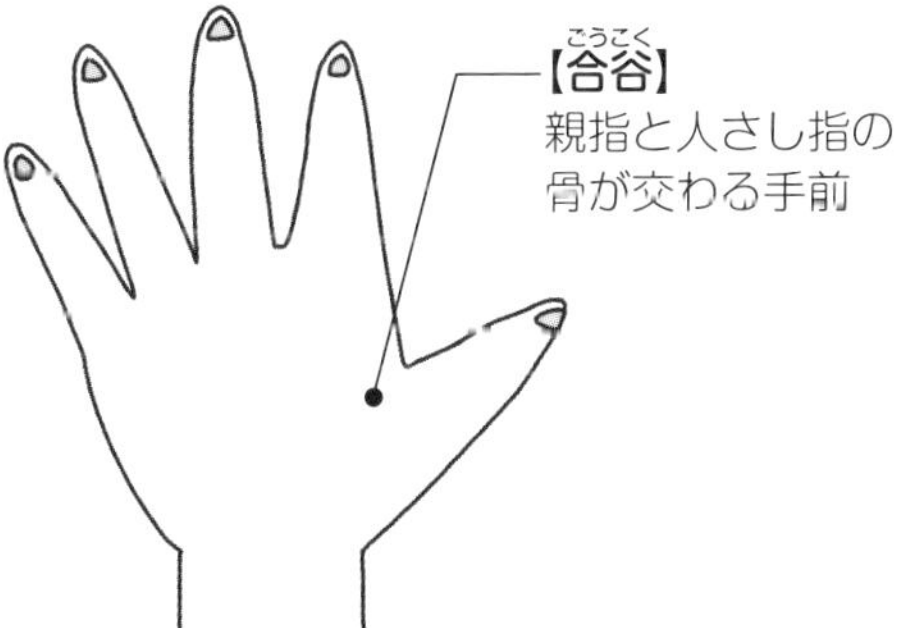

「体の段取り」に従おう

風邪で医者にかかると、必ずと言っていいほど抗生物質が処方されます。

そのため、風邪には抗生物質という公式が、既成概念となっている人も少なくないと思いますが、じつはこれが大間違いなのです。

同じ微生物のなかでも、ウイルスに抗生物質は無効です。

ほとんどの風邪はウイルスが原因です。要するに、**風邪に抗生物質はまったくの見当違い**なのです。

もちろん風邪をこじらせて、二次的に細菌の感染を引き起こしたときに、抗生物質が有用であることも、ごく稀にあります。しかし、最初から「風邪に抗生物質」という公式は成り立ちません。

それに、抗生物質は、非常に「効きがいい」あまり、体内に必要な菌までも殺してしまいます。腸の常在菌などは、その最たるものだということは、前にも述べました。

そんな大切な腸内環境を、たかが風邪ごときで、しかも、どういうわけか医者の誤解によって抗生物質を服用してしまったために破壊してしまうことになるなんて、これほど理不尽な話はありません。

さらにつけ加えますと、じつは風邪に解熱剤も好ましくありません。

なぜなら、**体はあえて体温を上げて、免疫細胞が本領を発揮できるように段取りをしているから**です。

つまり、熱が出るのは体の防衛機能が働いているからであり、風邪のときはむしろ、体温が上がるままにしておいたほうが、治りが早いということです。

したがって、「風邪かな？」と思ったときにするべきことは、断じて医者に駆け込むことでも薬を買いに走ることでもありません。

そもそも風邪をひくということは、「自己治癒力が低下していますよ！」という体からの暖かいイエローカードなわけです。

したがって最優先は、自己治癒力を高めることであって、症状を無理やりなくしてしまうことではありません。

たいていの風邪は一過性です。こじらせなければ、**2～3日で自然に治る**ものなのです。

不快な症状は速やかに解消したいという気持ちもよくわかるのですが、ここは体の声に耳を傾けて、最近の不摂生を反省しながら、養生しましょう。

薬を飲みながら無理をするのではなく、仕事は早めに切り上げ、家事は少しだけ手抜きをして、栄養のあるものを食べ、夜は8時間ほどの睡眠を取る。これですぐに回復するはずです。

薬ゼロで高血圧を治す――カギは「下半身」

薬を飲まずに、血圧を正常化する方法があります。

体を動かす、食生活を見直すといった生活習慣については、前章をご参照いただくとして、ここでぜひご紹介したいのが、「ふくらはぎマッサージ」と「下肢挙上」という方法です。

抹消の血管（毛細血管）が細くなってしまい、抵抗が大きくなると、心臓はよけいに力を入れて血液を押し出さなければなりません。

これはとてもわかりやすい理屈なのですが、人の握りこぶしほどの大きさでしかない心臓に、そんな大役を命じてしまうのは、少し酷です。

たしかに、細い血管を押し広げるというのも一つの方法かもしれませんが、逆に、静脈の側から血液を引っぱってみるという考え方もあります。

それが、「ふくらはぎマッサージ」と「下肢挙上」なのです。

ふくらはぎの筋肉を動かす。**下半身の位置を心臓より高くする**。

こうして「ふくらはぎマッサージ&下肢挙上」をすると、静脈の流れ（還流）がうながされます。そして、結果として、全身の血の巡りが格段によくなるというわけです。

血の巡りをよくする「心地いい習慣」

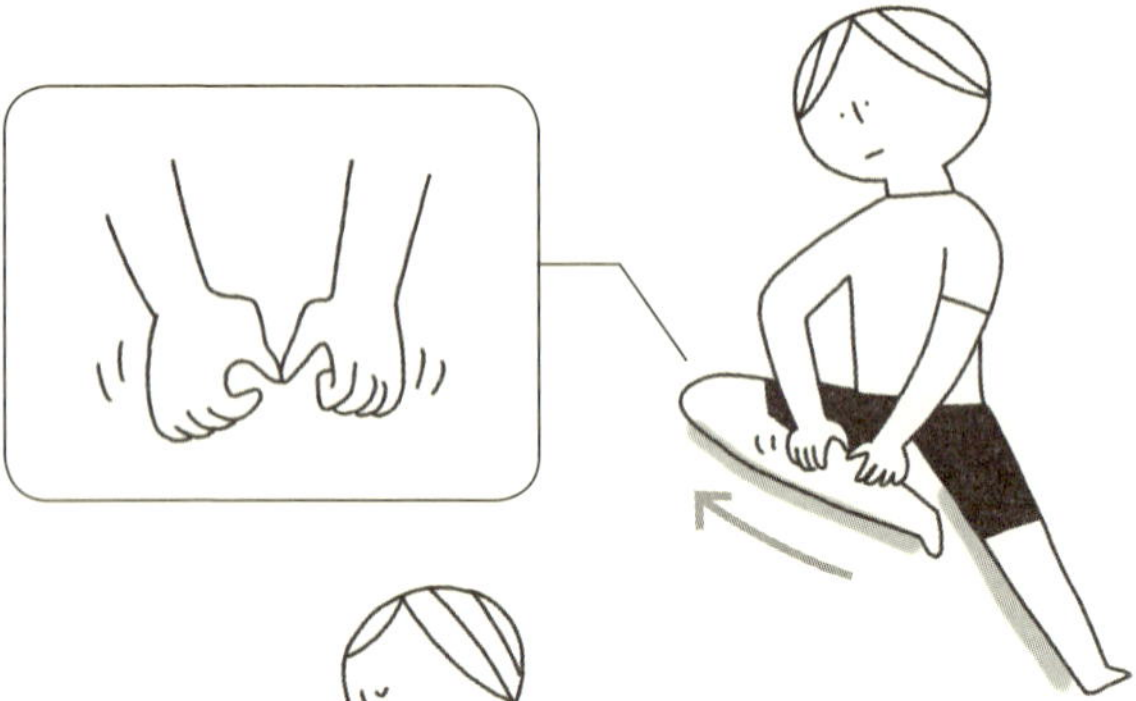

①ふくらはぎの内側を、
下方から上方に向け
て押していきます。

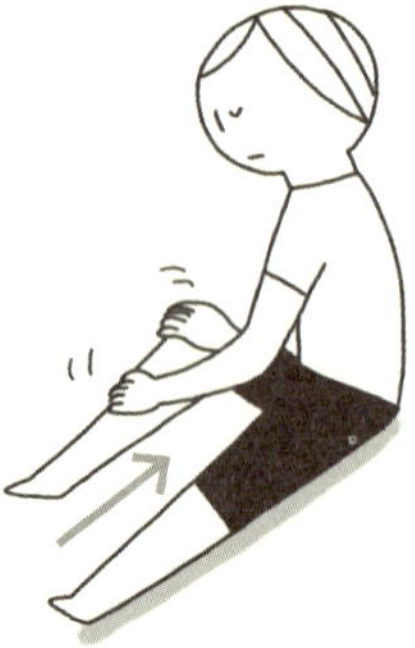

②ふくらはぎの真ん中を、
下方から上方に向けて
押していきます。

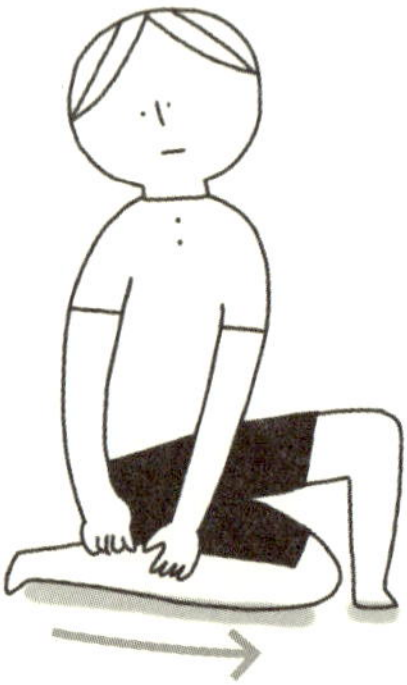

③横座りをして、ふくらはぎ
の外側を、下方から上方に
向けて押していきます。

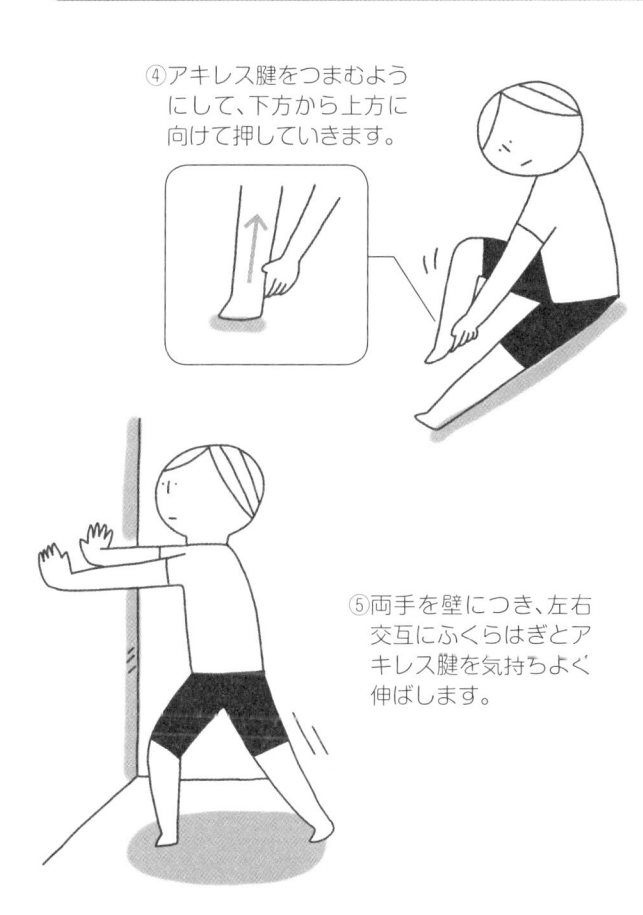

④アキレス腱をつまむようにして、下方から上方に向けて押していきます。

⑤両手を壁につき、左右交互にふくらはぎとアキレス腱を気持ちよく伸ばします。

この二つのメリットを理解していただくために、もう少しくわしく説明しておきましょう。

体の血流には心臓のポンプ作用（押し出す力）が大きく働いていることはよくご存じのことだと思います。

でも、もう一つ、血の巡りをよくする方法があります。

それは**「心臓に戻る血液を多くしてあげる」**ことです。そうすれば自然に、心臓から押し出される血流も多くなるというわけです。

では、心臓に戻る血液を多くするにはどうすればいいのでしょうか？

それには、「ふくらはぎの筋肉を動かしてやること」と、「下半身を心臓よりも高くしてやること」なのです。

なお、もし身近なお年寄りの血圧を正常化したいという場合でしたら、これらの手法に加えて、「話を聞いてあげる」ということも、大切です。

血圧の値ももちろん食事をはじめとする生活習慣と密接にかかわりがありますが、けっこうストレス負荷と相関している場合が多いようです。

血の巡りをよくする「眠り方」

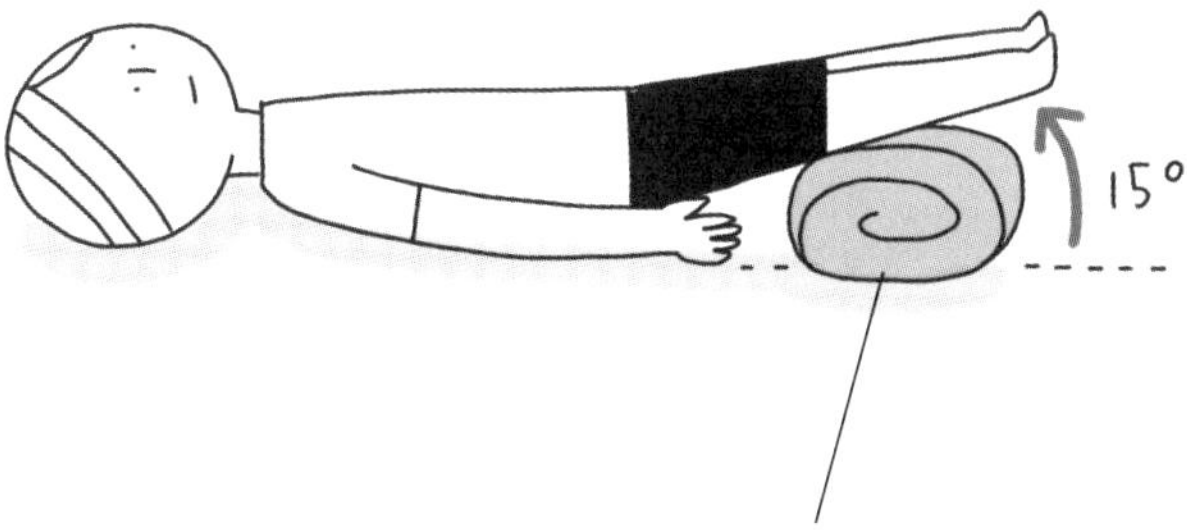

まくらやクッション、毛布をまるめたものなどを足の下に置き、床から15度くらいの傾斜をつけて寝ます。これで血行促進！

とくにお年寄りの場合、自分の「思い」をゆっくりと聞いてほしいという欲求が高いにもかかわらず、多忙を極める今の社会状況のさなか、なかなか聞いてもらえる機会が少ないのが常態です。

みなさんそれぞれ忙しいのは、よくわかります。

ですが、実際に私が訪れる老人ホームでも、ヘルパーさんや看護師さん、そして家族の方たちに、ほんの少しだけ時間をよけいに割いていただき、**できるだけお年寄りの話を聞くようにするだけ**で、血圧の値がかなり改善することが、よくあるのです。

これらの工夫で多くの方の降圧剤をすぐにはゼロとはいかないまでも、簡単に1剤にすることはできます。

ちなみに私たちは上の血圧を139以下に、下の血圧を89以下になどという目標は掲げていません。

具体的な数値は人によってまちまちなのですが、基本的には上の血圧が130〜160くらい、下の血圧が80〜100くらいで大半の方が落ち着いているようですし、みなさんの調子も一番いいようです。

したがって、65歳以上は、上の血圧を139以下に、下の血圧を89以下に下げなければいけないという「お上のお達し」には、どう考えても納得がいきません。

下げすぎると元気がなくなることは先ほども述べました。そして**逆に下がりすぎた血圧を少し元に戻してあげるだけで、劇的に元気になることも、しばしば**だからです。

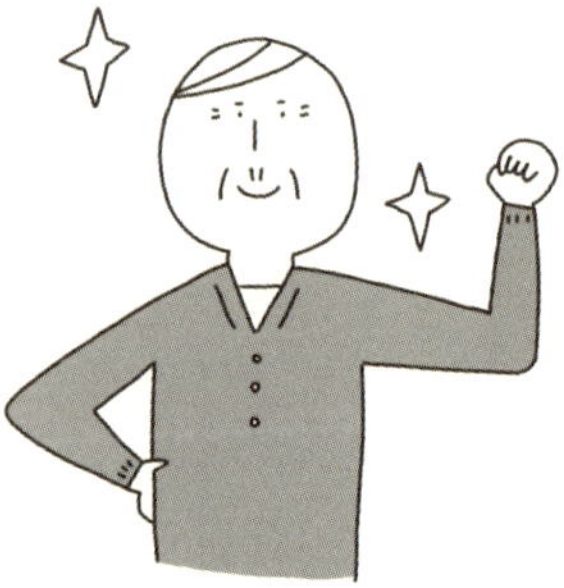

4章

医者いらず——「9割の病気」を自分で治す法

「元気なお年寄り」「元気のないお年寄り」一番の違い

「老人のほとんどは、服用している薬を中止すると体調が良くなる」（著者訳）――。

これは、私が勝手に言っていることではありません。

すでにおなじみ、医者なら誰でも知っているはずの『ドクターズルール425（医師の心得集）』にも載っている、有名な教訓です。

これだけ見ても、私が独りよがりで薬の害悪を訴えているのではないことを、おわかりいただけると思います。

まさに至言です。

ところが、お年寄りたちが症状を訴えるたびに、単純に薬を増やしていくという、ばかげた医者が本当にたくさんいるのです。

そのため、老人ホームのお年寄りたちの多くが「薬漬け」になっています。

私は、数年前から、ときどき老人ホームを往診します。そのたびに、お年寄りには薬好きの方がじつに多いことに驚かされます。まさに薬中毒さながらです。本当に感心するやら唖然とするやら、その惨状には目を覆うばかりです。

したがって、老人ホームに新しく入居されてきたお年寄りに対する、私の最初のかかわりは、いかに薬中毒、薬信仰をやめさせるか――これに尽きます。

なぜなら、彼らは、熱心な薬信仰のゆえに元気や意欲がなくなり、確実に健康寿命を縮めてしまっているからです。

ただ、薬中毒が多いお年寄りのなかにも、ほんの少数ながら、薬を飲まない気骨のある方もいらっしゃいます。見れば、ひと目でわかります。なぜなら、そういう方ほど、**元気で意欲があって、若々しい**からです。

数年前、ちょうど私が老人ホームを回りはじめたころに、そんな元気なお年寄りの一人に、聞いてみました。

「元気の秘訣は？」
「長生きの秘訣は？」

――すると、こんな明快な答えが返ってきたのです。

「薬を飲まんこっちゃ！　**長生きするため**には……」

「……でも、お医者さんから、お薬をもらっていらっしゃるのでは？」と思わず尋ねる私に、その方は加えて言いました。

「そんなもん捨てたらすむことや。でもそれは内緒なんや、先生（主治医）や子どもらに、よけいな気を使わせたら悪いから、薬は飲んでることにしてあるんや」

このときは、「なるほど、それもこの人なりの方便なのか……」と思った程度でした。

しかし、それから何年か経ち、最近では確信に変わりつつあります。

薬を飲んでこなかったお年寄りのほうが、圧倒的に元気なのです。

薬に頼らなくても、少し生活に工夫を加えるだけで、十分、元気で長生きできる。いや、薬に頼らないからこそ、元気で長生きできるのです。

誤解があってはいけませんので、次の点を補足しておきましょう。

薬を飲んでこなかったお年寄りが、もともと人一倍、元気だったわけではありません。それに、たくさん薬を飲んできたお年寄りが、もともと重い病気を抱えていたというわけでもありません。

いずれのお年寄りも、老人ホームに入居されたときは、だいたい同じような健康状態です。

しかし、その後、医者が次々と処方する薬を律儀に、あるいは無批判に飲みつづけてしまったかどうかが、両者の明暗をくっきりと分けることになるのです。

「健康の常識力」を高めよう

けっして大げさな話ではなく、老人ホームに入居されるとき、ほぼすべてのお年寄りが「薬漬け」の状態です。

必ずと言っていいほど、何がしかの薬を携えてやってきます。それも、たいていは量も半端ではありません。「山盛り」と形容するのが適切かどうかわかりませんが、**1種類や2種類どころではない**のです。

何はともあれ、論より証拠、百聞は一見に如かずですから、ここで五つの例を紹介しておきましょう。

とくと「山盛り」感を実感していただければと思います。

ふつうの感覚ではあり得ない量だと私なら思うのですが、こんな処方が日常茶飯事なのです。

「薬と不健康」の怖い関係

【処方例1】Aさん 86歳 男性……15種類28個

薬の種類	薬　名	1日の使用量／回数／時間
降圧剤	アムロジン錠(5mg)	1錠／1回／朝食後
	ラシックス錠(20mg)	1錠／1回／朝食後
胃薬	ガスター錠(10mg)	2錠／2回／朝・夕食後
	セルベックスカプセル(50mg)	3錠／3回／毎食後
抗生物質	オゼックス錠(150mg)	3錠／3回／毎食後
去痰剤	ムコダイン錠(250mg)	3錠／3回／毎食後
脳代謝改善剤	セロクラール錠(20mg)	3錠／3回／毎食後
中枢神経用剤	グラマリール錠(50mg)	3錠／3回／毎食後
抗精神病薬	ルーラン錠(4mg)	1錠／1回／夕食後
	リスパダールOD錠(1mg)	1錠／1回／寝る前
睡眠薬	レンドルミンD錠(0.25mg)	1錠／1回／寝る前
	マイスリー錠(5mg)	1錠／1回／寝る前
消炎鎮痛剤	ロキソニン錠(60mg)	3錠／3回／毎食後
甲状腺ホルモン製剤	チラーヂンS錠(50μg)	1錠／1回／夕食後
便秘薬	ヨーデルS錠(80mg)	1錠／1回／寝る前

【処方例2】Bさん 84歳 女性……18種類28個

薬の種類	薬　名	1日の使用量／回数／時間
脳代謝改善剤	セロクラール錠(20mg)	3錠／3回／毎食後
抗不安薬	コレミナール錠(4mg)	3錠／3回／毎食後
	リーゼ錠(5mg)	1錠／1回／寝る前
めまいを軽減させる薬	メリスロン錠(6mg)	3錠／3回／毎食後
消化剤	エクセラーゼ配合カプセル	3カプセル／3回／毎食後
強心剤	ハーフジゴキシンKY錠(0.125mg)	1錠／1回／朝食後
降圧剤	プレミネント配合錠	1錠／1回／朝食後
	ノルバスク錠(2.5mg)	1錠／1回／朝食後
	ラシックス錠(20mg)	1錠／1回／朝食後
かいようを修復する薬	オメプラゾン(10mg)	1錠／1回／朝食後
解熱鎮痛剤	SG配合顆粒	1g／1回／朝食後
睡眠薬	ハルシオン錠(0.25mg)	1錠／1回／寝る前
	マイスリー錠(5mg)	1錠／1回／寝る前
抗うつ剤	ルジオミール錠(10mg)	1錠／1回／寝る前
消炎鎮痛剤	モーラステープL(40mg)	1回貼付
血管拡張剤	フランドルテープ(40mg)	1回貼付
整腸剤	レベニン散	4.5g／3回／毎食後
便秘薬	プルゼニド錠(12mg)	1錠／1回／寝る前

【処方例3】Cさん 84歳 女性……12種類24個

薬の種類	薬　名	1日の使用量／回数／時間
骨カルシウム代謝薬	ワンアルファ錠(0.25μg)	1錠／1回／朝食後
ビタミン剤	ビタメジンカプセル	1カプセル／1回／夕食後
睡眠薬	ハルシオン錠(0.25mg)	1錠／1回／寝る前
	デパス錠(0.5mg)	1錠／1回／寝る前
胃薬	ガスターD錠(20mg)	1錠／1回／寝る前
降圧剤	ラシックス錠(20mg)	1錠／1回／朝食後
整腸剤	ラックビー微粒	3g／3回／毎食後
鉄分を補給する薬	フェロ・グラデュメット(105mg)	1錠／1回／夕食後
血管拡張剤	ニトロールRカプセル(20mg)	2カプセル／2回／朝・夕食後
解熱鎮痛消炎剤	ノイロトロピン錠	6錠／3回／毎食後
便秘薬	プルゼニド錠(12mg)	2錠／1回／寝る前
	アローゼン	4包／1回／寝る前

【処方例4】Dさん 88歳 女性……12種類23個

薬の種類	薬　名	1日の使用量／回数／時間
降圧剤	ラシックス錠(20mg)	2錠／2回／朝･夕食後
	アラセプル錠(12.5mg)	3錠／3回／毎食後
血管拡張剤	ヘルベッサー錠(30mg)	2錠／2回／朝･夕食後
甲状腺ホルモン製剤	チラーヂンS錠(50μg)	1錠／1回／朝食後
アレルギー用薬	オノンカプセル(112.5mg)	2カプセル／2回／朝･夕食後
気管支拡張剤	ツロブテロールテープ	1枚／1回
糖尿病用剤	アマリール錠(1mg)	2錠／1回／朝食前
睡眠薬	アムネゾン錠(0.25mg)	1錠／1回／寝る前
消化剤	アリーゼNカプセル	3カプセル／3回／毎食後
利尿剤	メルラクトン錠(25mg)	2錠／2回／朝･夕食後
整腸剤	ビオフェルミン散	3g／3回／毎食後
便秘薬	ヨーデルS錠(80mg)	1錠／1回／寝る前

【処方例5】Eさん 86歳 女性……12種類22個

薬の種類	薬　名	1日の使用量／回数／時間
降圧剤	ディオバン錠(80mg)	2錠／2回／朝·夕食後
脂質代謝改善剤	ユベラNソフトカプセル(200mg)	3カプセル／3回／毎食後
血管拡張剤	フランドル錠(20mg)	2錠／2回／朝·夕食後
	フランドルテープ(40mg)	1回貼付
	ワソラン錠(40mg)	2錠／2回／朝·夕食後
	シグマート錠(5mg)	3錠／3回／毎食後
血液凝固阻止剤	ワーファリン錠(1.0mg)	2錠／1回／夕食後
抗精神病薬	セロクエル錠(25mg)	1錠／1回／寝る前
睡眠薬	デパス錠(0.5mg)	1錠／1回／寝る前
消炎鎮痛剤	ロキソニンテープ(100mg)	1回／貼付
消化剤	ベリチーム配合顆粒	4.5g／3回／毎食後
利尿剤	ルプラック錠(8mg)	1錠／1回／朝食後

＊Eさんは他院にて下剤も処方されていました。

＊その他、薬の作用について興味のある方は、ぜひ「医療用医薬品の添付文書情報」のホームページをごらんになってください。医療用医薬品の添付文書（詳細なデータ）を一般名、販売名で検索できるようになっています。

http://www.info.pmda.go.jp/psearch/html/menu_tenpu_base.html

このような薬の山盛りを見るやいなや、私の体内にはアドレナリンが充満してきて、がぜんファイティングモードに入ってしまうのです。

ちなみに、1年間（平成21年1月〜12月）に、とある老人ホームに入所してこられた66人の薬の中身を数えてみますと、平均で1日に12種類、23個（粒）の薬を、しかも数年以上にわたって服用しているというのが現状です。

言っておきますが、今あげた五つの処方例は作為的に「多いもの」を選んだのではありません。ごくありふれた処方箋をアトランダムに五つ選んだまでです。

しかも、この五つはすべて、この地区の基幹病院であるれっきとした大学病院、公立病院、大病院の医師たちが、賢い頭をしぼって処方したものなのです。

だから私などは、よけいに愕然とするわけです。

誰が見ても一目瞭然かと思いますが、まず量が尋常ではありません。それだけでNGです。**こんな処方を鵜呑みにして、まともに服用していれば、いくら命があっても足りません。**

しかも、処方の内容が、ずさんすぎます。

単にお年寄りが訴える症状が増えるままに、何の考えもなく薬を足していっているだけなのが、見え見えの処方内容です。

この5人の方は、今では、すっかり薬をやめています。たまに風邪薬を飲んだり、消化剤を飲んだりされることはありますが、あくまでも一時的限定的な服用です。

そして言うまでもなく、**薬を飲まなくなってから、断然元気になっています**。

先ほども述べましたが、この五つの例がけっして特殊なケースではないということ。もっと言えば、これらが「平均的な処方」だということが大問題なのです。

ここで、五つの例の処方内容にも踏み込んでみ

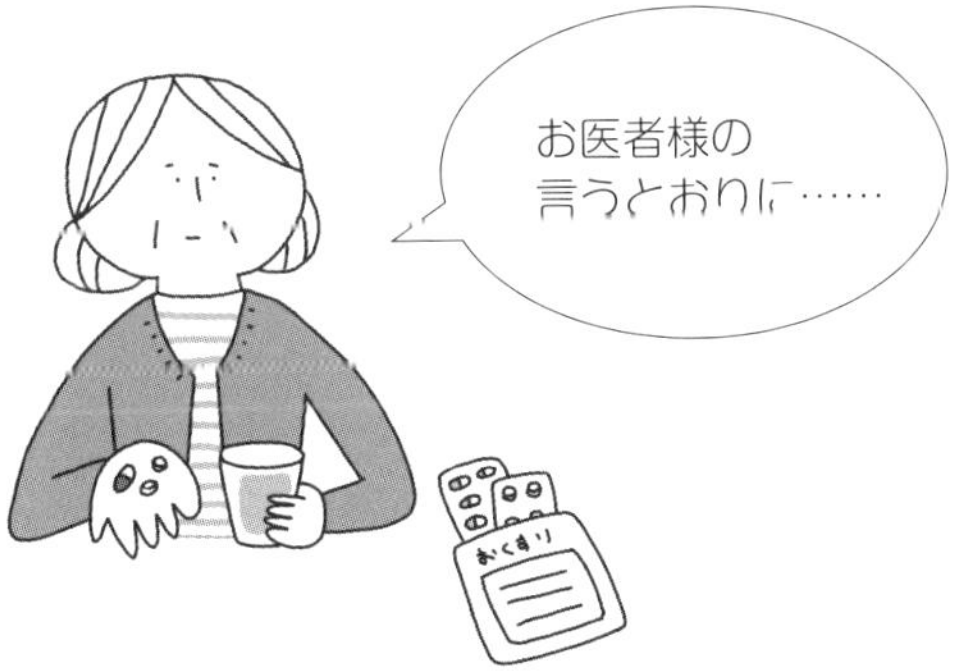

ましょう。

まず、胃薬の類はほぼ全例に当てはまります。

以下、多い順に並べると、睡眠薬、血圧の薬（降圧剤）、便秘の薬（下剤）が、ここ数年、不動のベスト3です。

その次にくるのが、痛み止めの類（消炎鎮痛剤）、コレステロールを下げる薬（脂質異常症治療薬）、精神安定剤（気分安定薬）、糖尿病の薬（糖尿病治療薬）、利尿薬、血をさらさらにする薬などで、これまた例年の常連の薬です。

しかも、リストをよく見ていただければ明らかなように、ベスト3の睡眠薬、降圧剤、下剤になると、1種類であることが、むしろ稀です。同じような作用のある薬が、何種類も処方されているケースがほとんどなのです。

さらに理不尽なことに、お年寄りのなかには、あまりに飲む薬の量が多すぎて、消化不良のような症状を起こしている人も少なくありません。

薬でお腹がいっぱいになり、まともな食事ができないという人も多いのです。極端な場合、栄養失調まで引き起こしている人がいるほどです。

これが日本の偽らざる現状です。みなさんは、どう思われますか。

しびれ、痛み、かゆみ……「不定愁訴」には訳がある！

薬を飲んでいるのに、一向に元気にならない。

この時点で、「変だな？」と思うのが、ふつうの感覚でしょう。

もっと言えば、**「ひょっとしたら、薬のせいで元気がないのでは？」**と考えてもよさそうなものです。

私がときどき接しているお年寄りたちは、老人ホームに入ろうかという人たちなので、どちらかと言えば、健康に自信のない方が多いのも事実です。

だから、薬を処方されていても、ある程度は仕方がないとも言えるのですが、それにしても明らかに生気のない人、顔色の悪い人、脈に元気のない人、お腹のハリのない人が多いのです。

不調を治すために、山盛りの薬を毎日毎日、何年にもわたって飲んでいるのなら、元気はつらつ、体調もスッキリとしていて不快な訴えなど皆無であってもよさそうなものでしょう。

それなのに、山盛りの薬を飲んでいるお年寄りのほうがかえって、しびれ、痛み、かゆみ、便秘、抑うつ、不眠……などの**「不定愁訴」が圧倒的に多い**のです。

明らかに、おかしな話だと思いませんか。

加えて、それだけ薬を飲んでも元気になれないのなら「薬は効いてないのでは？」と気づきそうなものです。ところがどっこい、そんなふつうの理屈が通用しないところが「薬信仰」の怖さです。

これまた不思議なことに、彼らは、いくら薬を飲んでも元気になれないにもかかわらず、薬を減らそうだとか、薬をやめようだとかは、けっしてしないのです。

それどころか、むしろ薬の増量を求めてくるのには、いつも閉口させられます。

ただ、その薬信者の方たちのなかにも、「ひょっとしたら薬の効きがだんだん悪くなってきているのでは？」「だんだんと薬が増えてきてちゃんと飲めなくなるのでは？」「このままではまずいのでは？」などと、気にしはじめる人はいます。

このように、「薬信仰」が少し弱くなっている一瞬をうまく突っつくと、たいていの場合、「薬信仰」を突き崩す糸口がつかめるのです。

「毎日、納豆を食べる」と、目に見えて元気になる？

薬が毒なら、すぐにやめさせればいい――。

このように思った方は少なくないかもしれませんが、ことは慎重を要します。

私は、すぐに「薬をやめてみましょう」と言うわけではありません。

いくら「薬＝毒」といっても、**これまで飲んできた薬すべてをいきなりやめてしまうのはいけません**。

それに、真っ向からそんなストレートな提案をしようものなら、「いや、それならもっと薬を増やしてくれ」という返り討ちにあうだけです。

長年にわたって薬を飲んできている人ほど、急にやめると心理的な不安が生じたり、薬によっては副作用（リバウンド）が出たりもします。ですから、まず生活習慣を変えてみることを提案します。

一つ正直なことを言えば、少なくとも私の自験例を見る限り、教科書的に言われているほどリバウンドの頻度は高くありません。ですが、何はともあれ、念には念を入れながら、徐々に薬を減らすようにしているというわけです。

たしかに時間はかかりますが、いきなり「薬信仰」を改めてもらうより、はるかにたやすいのです。

なぜかと言うと、**生活習慣を改めると、気分（気持ち）が格段によくなる**ことを、身をもって体験できるからだと思います。

生活習慣を変えるといっても、そうたいそうなものではありません。

昼間のイベントを工夫して、退屈させないように、そしてできるだけ体を動かすようにして、昼間は心地よく適度に疲れていただく。また食事には、納豆など、できるだけ多く発酵食品を加える——。

言葉にしてみれば、たったこれだけです。

このように、生活習慣をなかば強制的に改めていただくと、**早くて2週間、遅くとも4週間くらいで効果が出はじめます**。

まず体温が上がりはじめ、目に見えて元気になってきます。次第に便秘も解消され、夜もぐっすりと眠れるようになります。

こうなれば、気持ちいいのは言うまでもありません。一度これを体験すれば、誰も元の生活習慣に戻ろうとはしなくなります。

ただ、ここで気をつけないといけないのが、知らない間に血圧と血糖値がぐっと下がって、元気がなくなる可能性もあるということです。顔面や下肢のむくみが急に出て、どうしたのかと思ったら血圧が下がりすぎていた、ということもしばしばです。

こうしたことをくり返し、さじ加減をしながら、徐々に薬を減らしていくというのが、私のやり方です。

となれば、ベスト3の薬はおろかほとんどの薬は早晩、自然にお役御免になってしまいます。もちろん、すべての方がいきなり薬ゼロになるわけでもありませんが、少なくとも薬の量は格段に少なくなります。

なかには、短期間のうちに見違えるような変化をとげ、「おばあちゃんのボケを治してくれた」などと、まるで神様のような扱いを受けることもしばしばです。

ですが、これは奇跡でも何でもありません。

もちろん、ボケが治ったわけでもありません。というより、もともとボケなどなかったと言ったほうがいいでしょう。

あまり体を動かすこともなく、引きこもりがちな生活を続けながら、そのくせ薬だけは山盛りの量を飲んでいたために、ボケのような症状が出ていただけです。

そこで生活習慣を変え、薬をやめることで、**単に本来のあるべき姿に戻っただけなのです。**

ただ、それだけなのです。

薬がありすぎるという「不幸」

いったい日本には、どれだけの種類の薬があると思いますか。

100種類くらい？　もちろんそんなに少なくはありません。では500種類くらい？　1000種類くらい？　あるいは1万くらい？　なんのなんの……、実際には**1万7000を超えるほどもある**のです。この数は世界でもトップクラスです。

では薬の種類が多いのはいいことなのでしょうか？

安くて、効果が高くて、副作用がほとんどないような、「いい薬」ばかりであれば、いいことになるのでしょう。しかし現実には玉石混淆、しかもほとんど「石」です。まったくいいことではありませんし、そもそもたくさんありすぎるという批判が一般的です。

ちなみに、WHO（世界保健機関）が、「日常臨床に必要な薬」と定めた「必須医薬品（エッセンシャルドラッグ）」の数は、ほんの300種あまり。日本の医薬品の数とは、大きくかけ離れています。

じつはWHOも、国際機関とはいえ、いい加減なところがあるのですが、一応は世界医療の指標になっていますので、参考にするには値するとしましょう。

ほとんどの国では、このWHOの「必須医薬品（エッセンシャルドラッグ）」モデルにならっています。そして自国でも、薬の選択の優先順位を決め、よけいな薬をできるだけ整理して排除しようと国ぐるみで推進しています。これを必須医薬品政策と言いますが、日本でそんな政策が唱えられたことは、ついぞありません。

まずは「存在する薬の種類の数」において、日本が異常であることはおわかりいただけたと思います。では「実際の消費量」はどうでしょうか？

ひところ、世界中のタミフルのじつに80パーセントを日本が買い占め、世界中を騒がせました。一事が万事、薬の消費量においても、日本は半端ではありません。

次の表でも明らかなように、日本人は世界全体の約6分の1もの薬を消費していることになっています。**日本は巨大な「医薬品消費国」**なのです。

幸せ？不幸せ？――「いつでも薬が手に入る国」

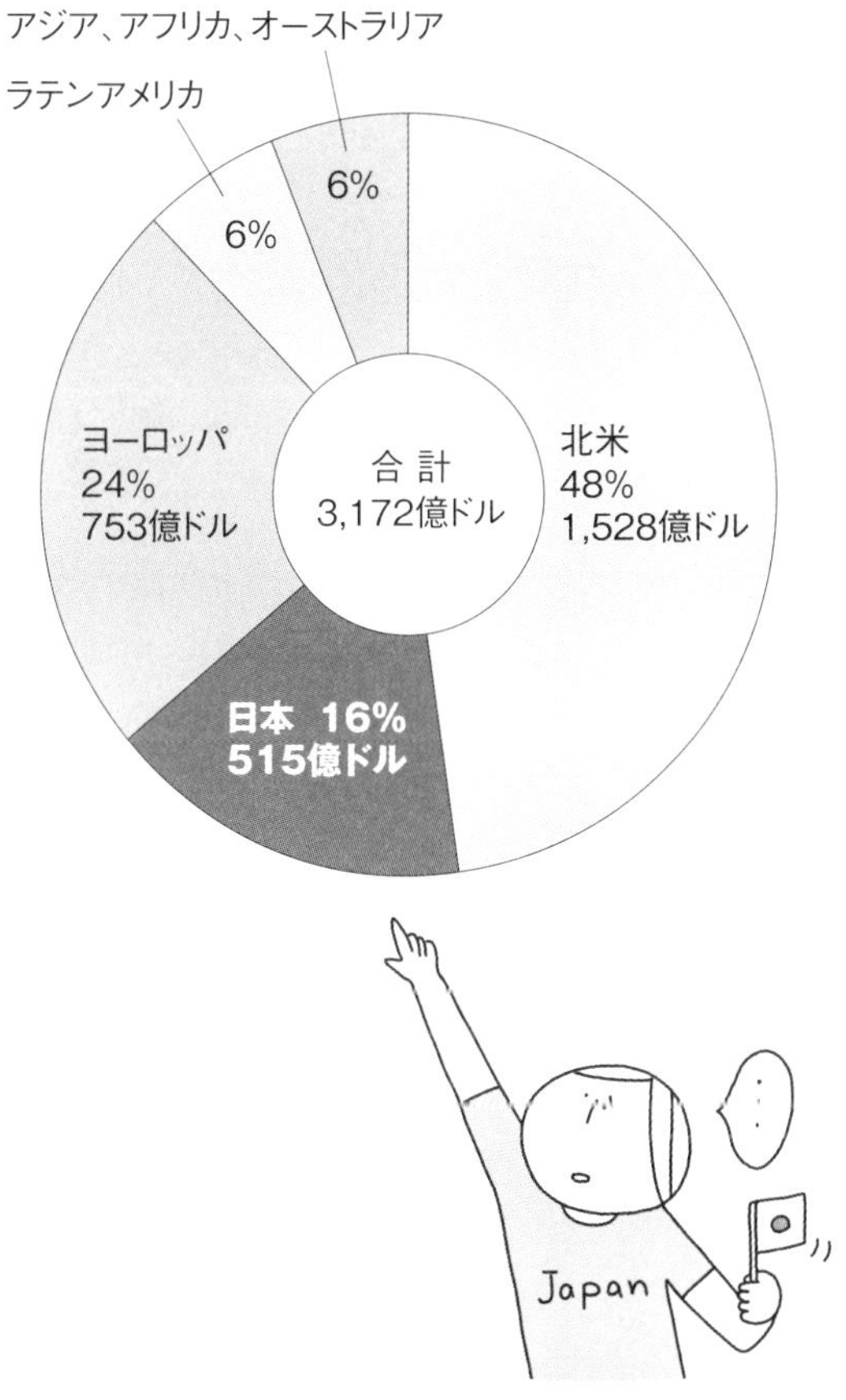

世界の医薬品市場は、2000年度ベースで3172億ドル(1ドル＝120円換算で約38兆円)、このうち米国が1528億ドル(約18兆円)で世界全体の48パーセント、ヨーロッパが753億ドル(約9兆円)で24パーセント。そして日本一国だけで、515億ドル(6兆円)で16パーセントを占めています。

なお、統計は消費量を金額ベースで比較しているので、消費量をそのまま反映しているわけではありません。

したがって、日本の薬価が他国に比べてダントツに高いことは差し引いて見なければなりませんが、それにしてもすさまじい消費量であることは変わりません。

もっとも**「薬好き」は日本だけに限らず、世界的な傾向**でもあります。

先に述べた必須医薬品政策を実施している国は、世界で160カ国あまりあるのですが、最近の傾向としては、どの国(とくに先進国)も高騰する医療費に頭を痛めています。

ということは、必須医薬品政策を推進しながらも、やはり製薬会社の圧力に抗しがたい状況であるというのが現状だと思います。これも先述のとおり、最近は、製薬会社も国境を越えて**「メガファーマー」化**していますからなおのことでしょう。

つまり、やはり世界的に薬を多用する傾向にあるということです。とくに中国の勢いは目をみはるものがあります。

それには、製薬会社がグローバル企業化していることなど、いろいろと背景があります。ともかく、そのなかでも、存在する薬の種類、実際の消費量、両方において、日本という国は、それはそれは大した「薬大国」と言えます。

私は趣味の一つが海外旅行なので、よく海外へ出かけます。そして職業柄、出かけた先々で、現地の医療事情をそれとなくリサーチします。そんな経験も踏まえながら、薬について考えてみますと、「薬信仰」のナンバー1は、やはり日本人だと思います。

最近は、中国人、とくに上海の人たちの薬好きに拍車がかかっていますが、それでもまだまだ日本人の比ではありません。

もちろんいっぽうで、発展途上の国の人たちは、欲しくても高くて薬が買えないという別の事情があることもたしかです。

そんな事情を割り引いてみても、**日本人の薬好きは尋常でない**と思います。まことに由々しき事態だと、かねがね私は思っているのですが、全体的な傾向が変わる気配はなかなか見えてきません。

長生きする人ほど「薬を飲めば治る」と考えない

なぜ、日本人はここまで薬好きになってしまったのでしょうか。

もちろん薬信仰の起源は古きにさかのぼるかと思いますが、薬信仰が一気に広まったのは、意外に最近のことなのです。

最大のきっかけは、1961年、皆保険が施行されたことでした。つまり、たかだか数十年の間に、日本は他の追随を許さない「薬大国」になってしまったのです。

では、なぜ皆保険が、薬信仰が一気に広まるきっかけになったのでしょうか。

じつは、皆保険導入に際して、政府と医師会（医者）との間で暗黙の了解があったのです。

1961年に皆保険制度が導入されてから、日本の医療は、実質的には国定の医療となり、医療にかかわるもののほぼすべてに、一律の点数＝値段がつけられてしまいました。

それにともない、医者の経験からくる技術力や、いわゆる「さじ加減」という裁量能など、本来は個々の医者が本領を発揮すべき部分がほとんど無視され、点数が低くおさえられてしまいました。

しかも、経験の長短も、腕のよし悪しも、何ら区別されることなく、一律に点数がつけられてしまったのです。

もちろんそれでは、医者は納得がいきません。

そこで妥協案としてあげられたのが、**「薬価差益」というアメ**でした。国が決める薬の価格を、わざと高く設定してあげるから、医者は仕入れ値段との差額で儲ければいいでしょう――。

こんな「悪魔の誘い」があったのです。

すると、どういうことが起こるでしょうか？

医者も霞を食べているわけではないのですから、利益を出して生活していかなければなりません。当然、**薬を出さなければ商売が成り立たない**、ということになります。

あとは推して知るべし。「薬を飲むのは期間限定」「必要のない薬は出さない」などと正論を言っていては、自分の首を絞めることになりますから、一様に口をぬぐって薬をたくさん出さざるを得なくなってくるわけです。

これは何も、医者だけが悪いわけではありません。

医者の技術や裁量を大幅に認めてしまうと、点数のつけ方がやたらと複雑になってしまうでしょうし、第一、政府としてコントロールしにくくなります。

つまり、皆保険制度を単純明快にするために、政府としては、何としても、医者に「薬価差益」というアメを受け入れてもらわなければなりませんでした。それにみごとに尻尾を振ってみせたのが、日本医師会だったというわけです。

それに、「薬はいいもの」「新しい薬ほどいい」といった常識が広まることは、皆保険制度を軌道に乗せる方便にもなります。「薬価差益」で政府も医者も双方よし、万事収まりがつくというのが、政府の道理だったのかもしれません。

メディアも皆保険導入をあおりましたし、もちろん、もっとも得をする製薬会社は諸手を挙げて大賛成です。ここに、国と医者と製薬会社の「三方よし」が成立しました。

結局、わりを食うのは、私たち国民でした。本来、近江商人の身上である「三方よし」は、「売り手よし、買い手よし、世間よし」なのですが、薬にまつわる「三方よし」では、「世間」は無視されたのです。

こうして、日本人はうまく薬信者に仕立て上げられ、薬がさも**「霊験あらたかな妙薬」であるかのような錯覚**に陥ってしまったのです。とどのつまり、薬は危険物だということが根本的に欠落してしまっているのが、今の薬信仰の「正体」だと思います。

未病――病気になる前に「病気を治す法」

9割の病気は自分で治せる――。

これは大げさでも何でもありません。

もちろん、「自分で薬を飲んで治すから自分で治せるのだ」という、そんな詐欺みたいな話でもありません。まさに読んだまま、**9割の病気は、医者や薬を必要としないで、「自分で治せる」**という意味です。

つまり自分自身の自己治癒力を高めることによって、ほとんどの病気は、薬や医者などに頼らず、本当は自分で治せるのです。

ところで、病気には「喜劇の病気」と「悲劇の病気」の2種類があります。

どういうことでしょうか?

「喜劇の病気」とは、文字どおり、けっして悲劇のヒロインがかからない病気です。

悲劇のヒロインの病気といえば、古今東西、白血病が定番となっていますが、間違ってもメタボリックシンドロームということにはなりません。

悲劇のヒロインがメタボリックシンドロームだったら、まったくさまにはなりませんし、第一、物語がそこで終わってしまって「お涙ちょうだいの悲劇」になりません。そんな病気のことを「喜劇の病気」と、私のまわりでは呼んでいるのです。

もちろん、メタボリックシンドロームだけが「喜劇の病気」ではありません。高血圧、糖尿病、脂肪異常症（高脂血症）、肥満症、痛風、腰痛、肩こり、不眠症、便秘症……みなさんが「悲劇のヒロインがなる病気ではないな」と想像する病気はすべて、「喜劇の病気」と考えて間違いありません。

ところで、この分類に何の意味があるのか？　これが大ありなのです。

というのも、**「喜劇の病気」とは、笑えるくらいの病気、つまり、よほどのことがなければ命にかかわることがない病気**だからです。

要するに、本来は医者や薬の出番などないものばかりだということ――。一見ふざけた分類だったかもしれませんが、とても重要な意味を含んでいるのです。

であるにもかかわらず、医者に通ったり、生真面目に薬を飲んでみたりと、まさに喜劇さながらの光景がくり広げられているのが、今の医療現場なのです。本当は笑ってもいられないのですが……。

「悲劇の病気」と「喜劇の病気」は、こんなふうにも分けられます。

医者がかかわってもかかわらなくても治る病気…………カテゴリー1
医者がかかわってはじめて治る病気…………………カテゴリー2
医者がかかわってもかかわらなくても治らない病気……カテゴリー3

この三つの比率が非常に重要なポイントなのですが、**カテゴリー1がなんと9割も占めている**のです。みなさんが「病気」だと思っている、そのおよそ9割は、医者がかかわってもかかわらなくても治ってしまう病気なのです。

だから、9割の病気は自分で治せる、というわけです。

あからさまに言えば、病院に押し寄せている患者さんのうち、医者にかかる必要のない人が9割も占めているということになります。

具体的に、どんな病気がカテゴリー1になるのか、例をあげれば、ざっと次のとおりです。

高血圧、糖尿病、脂肪異常症（高脂血症）、肥満症、メタボリックシンドローム、痛風、便秘症、不眠症、腰痛、膝痛、頭痛、抑うつ……。

ここまでくればおわかりでしょう、カテゴリー1こそが、先ほどあげた「喜劇の病気」なのです。

こうなると、もはやカテゴリー1は、「病気」よりも「未病」――**病気になる手前の状態**――と呼んだほうが適切です。なぜなら「病気」と言ってしまうと、さも医者や薬の出番であるかのような、いらぬ誤解を招いてしまうからです。

カテゴリー1は、「病気」ではありません。

こうはっきりと正直に宣言すべきだと、私はつくづく思います。

同時に「5種類以上の薬」を飲んではいけない

処方された薬が「5種類以上」だったら、その医者は要注意——。

みなさんのなかには、実際に今、薬を毎日飲んでいる方もいらっしゃると思いますが、もし、5種類以上もの薬を処方されているとすれば、かなり問題だと思ったほうがいいでしょう。

その一つの理由は、これです。


「4種類を超える薬を飲んでいる患者は、医学を超えた領域にいる」（著者訳）

これも『ドクターズルール425（医師の心得集）』に載っている医者への教訓ですが、その真意はこういうことです。

じつは、同時に飲む薬が4種類を超えてしまうと、体のなかでどんな作用をし、どんな副作用をもたらすか、まったく誰にも予想がつかないし、誰も責任を持てません。

今ご紹介した一文は、そんな危険極まりない状況に対する警告なのです。

しかしながら、臨床現場において、この「4種類ルール」を守っている医者はほとんどいないでしょう。それどころか、先のお年寄りの処方例からも想像できるように、平気で10種類、へたをすれば20種類を超える薬を処方する医者も、ざらにいるのが現状なのです。

これはまさしくギャンブルの世界と何ら変わりません。

まったく何が起きるか、予測不可能な世界に突入しているのですから、こんな無責任な話はないでしょう。

しかも、**賭けられているのが「患者の健康」「患者の命」**となれば、賭博師よりたちが悪いと言えます。こんなことだから、たかが薬の副作用くらいで数多くの人たちが犠牲になるという、理不尽がまかり通ってしまうのです。

この「薬の4種類ルール」は、医者を志す者であれば必ず習うことです。

私自身のことを振り返ってみても、ハッキリと記憶に残っています。大学で学んだ数多くのことのなかでも、とりわけ鮮明に覚えているのが、薬理学の先生に教わった「4種類ルール」なのです。

それは、麻酔科実習のときのことでした。目の前で一瞬にして人が意識を失い、筋肉が弛緩し、呼吸が止まる姿が、ありありと目に焼きついています。

ほんの1アンプルの薬が体のなかに入っただけでも、とんでもないことが起きてしまう――。

このことを目の当たりにした私には、**4種類以上もの薬が同時に体に入ってしまうことが、どれほどの脅威であるか**が、非常にリアルにイメージできました。

その後、医者として臨床の場に立つようになった今も、その薬理学の先生の教えを愚鈍にも守りつづけている次第です。

さじ加減のできない医者は「自動販売機以下」！

医者は、じつは「薬のエキスパート」ではありません。

そもそも医学部には、薬の処方を教える授業などほとんどないのです。私が学生だったころもそうでしたし、今も状況はさほど変わっていないようです。

では誰が「薬のエキスパート」になるのか？　――薬学部の学生です。

つまり、あくまでも、**医者は「病気のエキスパート」なのであって、「薬のエキスパート」は薬剤師**なのです。

医者は、病気にはくわしいけれど薬にはくわしくない。

薬剤師は、薬にはくわしいけれど病気にはくわしくない。

もともとは、医者と薬剤師がお互いに協力して医療に当たるための棲み分けなのでしょうが、両者の連携がうまく成り立たなければ意味がありません。ところが現状を見ると、その連携があまりうまくいっていないケースが多いのです。

だからよけいに、今の日本で薬を飲むということが、非常に危うい行為になってしまっているのです。

もちろん、医者も自分の専門科目で用いるごく少数の薬については、それなりにくわしいのかもしれません。ですが、患者さんは、その専門科の薬だけを飲んでいるとは限りません。むしろ、専門科以外の薬を数多く飲んでいるケースのほうが、圧倒的に多いのです。

だとすれば、いろいろな分野の薬についても、それ相当の知識や経験がなければ、安易に薬を出すことなど、恐ろしくてとてもできません。

だから、私も、できるだけ薬は処方しないことにしているのです。もし仮に処方するとしても、綿密な下調べをしてから、慎重に慎重を重ねて処方します。通常の感覚を持っている医者であれば、これが当たり前の行動です。

その際に、**もっとも大切なことの一つは、「さじ加減」**です。

もちろん、医者は、「どうしたら薬を出さずにすむか」を第一に、「出すとしても、どうしたら最低限に抑え、いつをやめどきとするか」を第二に考えなくてはなりません。

そのうえで重要なのが、この「さじ加減」なのです。

今現在、薬を飲んでいる方には、とても身近な話になってくると思いますが、はたしてあなたの主治医は、あなたの状態に応じて、薬の量や種類をこまめに変えているでしょうか？

もちろん、できるだけ早く薬をやめることも考えなければいけませんが、薬を出している間もずっと、患者さんの体質や、効き具合、副作用の度合いによって処方を微妙に変えていく必要があります。

これこそ、医者の本領が発揮されるところです。

つまり、患者さんの状態をつぶさに観察しながら、臨機応変に処方を変えていくことができるかどうか——これが、医者が、**プロフェッショナルとして求められる能力**なのです。

この裁量がうまくできるかどうかが、言ってみれば医師免許の値打ちの一つでしょうし、そこにこそ医者の力量が現われると言えるでしょう。

マニュアルどおりの処方をするだけで、「さじ加減」のできない医者など、もはや医者とは呼べません。

それどころか、症状のボタンを押せばたちどころに、しかも正確に薬を出してくれるであろう「自動販売機」以下と言っていいでしょう。

5章

病院に行く前に「これだけ」は知っておく！

まず「自分の体の声」に耳を傾けてみよう

薬の常用者に会うそばから、「薬は毒」と言って回り、薬をやめてもらう――。私が薬信者を改宗させる「ドラッグバスター」になったのは、ほんのささいなきっかけからでした。

ある友人が、会社の健診で高血圧を指摘され、降圧剤を飲んでいました。本人は何の抵抗もなく、ごく当たり前のように降圧剤を飲んでいたのですが、念のために聞いてみると、降圧剤を飲むようになってから体調が芳しくないと言うのです。具体的には、何となく寝覚めも悪いし、昼間もぼうっとしてしまって、集中力にも欠ける……などでした。

だとしたら**降圧剤なんかを飲むよりも、生活習慣を変えたり、ストレス負荷を減らす工夫をしたりしたほうが得策ではないか**――じつはあまり記憶にないのですが、私は彼にこのようにアドバイスしたらしいのです。

彼は、その私のアドバイスを、律儀に実行しました。そして半年ほど経ったころ、再度、彼から相談があったのです。

私のアドバイスにしたがったところ、血圧の値はすっかり下がったようでした。

ここまではよかったのですが、その相談の内容というのが問題でした。彼の主治医はまだまだ薬を飲みつづけるように言うばかりで、**いっこうに薬を止めようとする気配がない**、というのです。

主治医には親の代からずっとお世話になっているし、それなりに義理があるので、あまり強く薬をやめてくれと言いにくい、ということでした。

「で、どうすればいい？」

「じゃあ、薬を捨てれば？」

となりました。そうして薬を捨てた彼が、がぜん元気になったものですから、それ以降、彼の紹介で「薬をやめたくても主治医がなかなか処方をやめてくれない」という人たちが、薬の捨て場所を求めてやってきたのです。

これが、そもそもの始まりでした。

ハーバード大学医学部の教授であり、著名な作家でもあったオリバー・ウェンデル・ホームズ（1809～94）も、

「今、使われている薬をすべて海の底へ投げ込むがいい。魚にははなはだ迷惑だが、人類にとってはそのほうがずっと幸せだろう」

と明言しています。だから、「薬を捨てる」というのは、あながち大それた選択でもないと、そのときは私も思っていました。

と言っても、昨今は、投げ込んだ薬で魚が汚染され、その魚をまた人間が食べて被害をこうむる……などという冗談のような可能性が出てきているので、ホームズの忠告は、今の世では通用しませんが……。

ともかく、これからの時代は、余計な薬は捨て場所にも困るので、**はじめからたくさんつくるな**ということになるかと思います。

かくて、あの優柔不断な友人のことがきっかけで、私は、そのほかの周囲の人たちにも、「薬を止めよう」というおせっかいを焼くようになっていったわけです。

その後も、私のおせっかいの的となった人たちのほとんどが、薬をやめて次々と元気になっていきました。

すると、そのうわさが広がり、身内から友人へ、そして知り合い、知り合いの知り合いへと……、気づいてみれば、昨今は老人ホームのお年寄りたちにまで「薬の害悪」を説いて回るようになっていました。

誰も、儲かりもしない、こんな役回りは望んでやりたいものではありません。

しかも、うまくいかなければ、きっと、陰で悪く言われるでしょう。逆に考えれば、もともとは、すでにコミュニケーションが成り立っている友人やその知り合い、その身内が相手だったから、かえってうまくいったのかもしれません。

というようなわけで、一つには誰もやらないから、一つには手助り、一つには個人的な興味で、これまで「ドラッグバスター」をやってきました。

しかし、当然のごとく、だんだんと本業に支障が出てきてしまったので、最近では控えています。ただ、日本人の「薬信仰」はまだまだ根深いものがありますから、このまま捨て置くわけにもいきません。

だから私は、直接「薬の害悪」を説いて回る代わりに、本書を書いているのです。本書を読んだ方が、**自分の力で「薬がいらない体」をつくっていく**。そんな輪がどんどん、どこまでも広がることが、私の望みです。

患者だけが知らない「医療界の怖い話」

「できるだけ、すべての薬を中止せよ。仮にそれができなくても、できるだけ多くの薬を中止せよ」（著者訳）

これも、すでにおなじみ、『ドクターズルール425（医師の心得集）』にある言葉です。

これが、医者の本来の心意気であるべきです。**薬を絶対に常用しなければいけない病気など、そう多くはありません**。このことは、再三にわたり強調しておきたいところです。

薬を出す（処方する）と、医者もいくぶんかは儲かります。しかし薬をやめさせても、医者は何ら儲かることはありません。

そんなことは重々わかっているのですが、まわりで能天気に薬を飲んでいる人を見かけると、ついつい私のなかの「おせっかいの虫」がうずくのです。そして、薬をやめていただくようにしてしまうのです。

かくして今では、私のまわりで薬を飲んでいる人は、ほとんどいなくなってしまいました。

製薬会社にとってみれば、私はきっと疫病神となるのでしょうが、そういう私にしても、何もすべての薬を否定しているわけではありません。

よけいな薬や、よけいな薬の使い方（とくに常用）を、ただ否定しているだけなのです。1章でステロイドの必要性に触れたように、薬を使うべき場面もあることは、折に触れ喧伝しているつもりです。

　他方、こと「薬」について本当のことを言う人がほとんどいないのは、いったいどういうわけでしょう。**とかく「薬」について触れることは、医療界のタブー**と言ってもいいかもしれません。

「医者叩き」が十八番のメディアも、製薬会社には妙に好意的です。政治家も政府もしかり、そして医師会や偉いお医者様方もしかりなのです。

　とくに私たち医者は、薬を処方する立場であると同時に薬を消費する、つまり患者にもなりうる唯一の存在です。その私たちにしか言えないこと、私たちが言わなければいけないことも、多々あるはずです。

　それなのに、誰もが口を閉ざして本当のことを言わない。それどころか、次々と薬を処方し、製薬会社を潤わせている。まことに由々しき事態がまかり通っているのが、現実です。

　そんななか、医者という立場から本音で話し、真実をお伝えすることは、私にとっては、いわば一つの贖罪でもあるのです。

「医者が後悔するとき」って、どんなとき？

私も医者のはしくれですから、今までに数多くの死亡診断書を書いています。

そのお名前をすべて覚えているわけではありませんが、おひとりおひとりの姿と声は、今でも脳裏にはっきりと焼きついています。

それは私に限らず、どんな医者も同じだと思います。死亡診断書を書くということは、それはそれは重いものがあります。したがって自分が死亡診断書を書いた患者さんは、けっして忘れることができないのです。何十年経っても、鮮明な夢を見ることがあります。

なかには、正直言って後悔もあります。

あの薬を使わなければよかったのではないか……。

私があの薬を使ったために、死期を早めてしまったのではないか……。

また、亡くなったわけではなくても、もう一歩間違えれば危なかったという、いわゆる「ヒヤリ・ハット」も一度や二度ではありません。たまたまラッキーだったというよりほかにない、恐ろしい修羅場も少なからず経験しています。

その多くが、やはり薬にまつわるものなのです。

しかもそれは、「あの薬を使ったほうがよかったのではないか?」ではありません。

すべて、**「あの薬を使わなかったほうがよかったのではないか?」**なのです。

一つの組織に入って、その一員としてどっぷりと浸かってしまいますと、たとえ志があったとしても、なかなか抜け駆けはむずかしいものです。

薬を使うのが当たり前の現場では、薬を使わない自分の居場所がなくなってしまうのに、そう時間はかかりません。こうした経緯を経て、私は1993年に臨床現場から身を引いたのです。

それは、周囲には「こぼれ落ちた」と映ったかもしれません。

でもやはり、薬は病気を治すものではありません。

何度も言いますが、薬を使うのは基本的には危険なことです。ですから、できるだけ薬を使わない工夫を、医者はしなくてはいけないのです。この私の信念は、今も昔も変わりません。

だとしたら、**私が医者としてできることは、せめて、行きすぎた薬信仰をストップさせること**なのだと思い至ったのも、自然の流れだったのかもしれません。その流れに乗ってきた結果、この本を書くに至ったと言えるかと思います。

「製薬会社が新薬を開発する」もう一つの理由

日本には、名前を覚えきれないほどたくさんの薬があります。

これは1章でもお話ししましたが、さらに驚くべきことは、こうしている今も、製薬会社は新しい薬の開発に余念がないということです。

といっても、新しい薬をつくるのは、今や至難の業です。技術的にむずかしいというのはもちろん、とりもなおさず、膨大な時間（手間）と費用がかかるからです。

ちなみに今、一つの新薬を創るには、**時間にして10～15年、費用にして約数百億円～1千億円**もかかるのです。

となると、製薬会社にとって、新しい薬を創るということは、大きなバクチを打つようなものです。それこそ会社の命運を賭けて、なりふりかまわず、というのが正直なところだと思います。

バクチに勝てば大儲け、負ければ倒産もしくは大リストラ——。

新薬が晴れて認可されるまでには、想像を絶するほどの紆余曲折があるでしょうし、製薬会社、とくに開発にかかわる研究者たちには、非常な思い入れもあることは間違いありません。

そして、晴れて承認され、販売されるとなれば、一企業としては、今までに投じた莫大な資金を回収しなくては経営が成り立ちません。

こうして「売らんがため」とアクセルは踏み込みっぱなし、そこでブレーキをかけることなど、どだい無理というものです。いわんや、発売後にリコールなどということにでもなれば、それこそ企業の死活問題となりますから、猪突猛進とばかり突き進むしかほかに選択肢はありません。

製薬会社も企業です。聖人君子のボランティアではないのですから、あくまでも利益を追求しなければなりません。その事情も心情も、痛いほどよくわかります。

しかし、それはやはり、あくまでも企業の論理でしかありませんし、患者さんにはいっさい関わりのないことです。

そもそも、どんな企業にもモラルが問われるのですから、**まして人の命にかかわる製薬会社が利益追求の一点張りというのは言語道断**と言わざるを得ません。

日本はなぜ「世界一の薬大国」になったのか

薬が売れないと成り立たないのは、製薬会社だけではありません。

製薬会社は、その利益によって、みなさんの想像の届かないところにまで、大きな影響を及ぼしているのです。

たとえば大学の研究室。製薬会社から多額の寄付を受けていますから、製薬会社に儲けてもらわなければ、研究費を確保できません。

今や、大学だけで研究費をまかなうことは不可能です。何らかの寄付（研究費）を製薬会社からもらわなければ、まっとうな研究を続けられません。つまり製薬会社と大学の研究室は、一蓮托生なのです。

とくに最近流行りの寄付講座などは、もろに影響を受けてしまいます。言うまでもなく企業の寄付で講座が成り立っているからです。

となれば、大学、つまり研究者（科学者）が製薬会社（薬）を批判することは、非常にむずかしくなります。何も批判のために批判しなくてもいいのですが、**正当な評価すらなかなかやりづらい**というのが、現状だと思います。

製薬会社に頼っているのは、もちろん研究者だけではありません。

政治家やお役人たちもしかりです。

多額の献金や、安穏な天下り先を失うことは、誰も望みません。選挙の資金や票数、そして再就職先……直接、自分自身の台所事情にからんでくる話になると、正

「どうして、ぜんぜん健康になれないの……？」

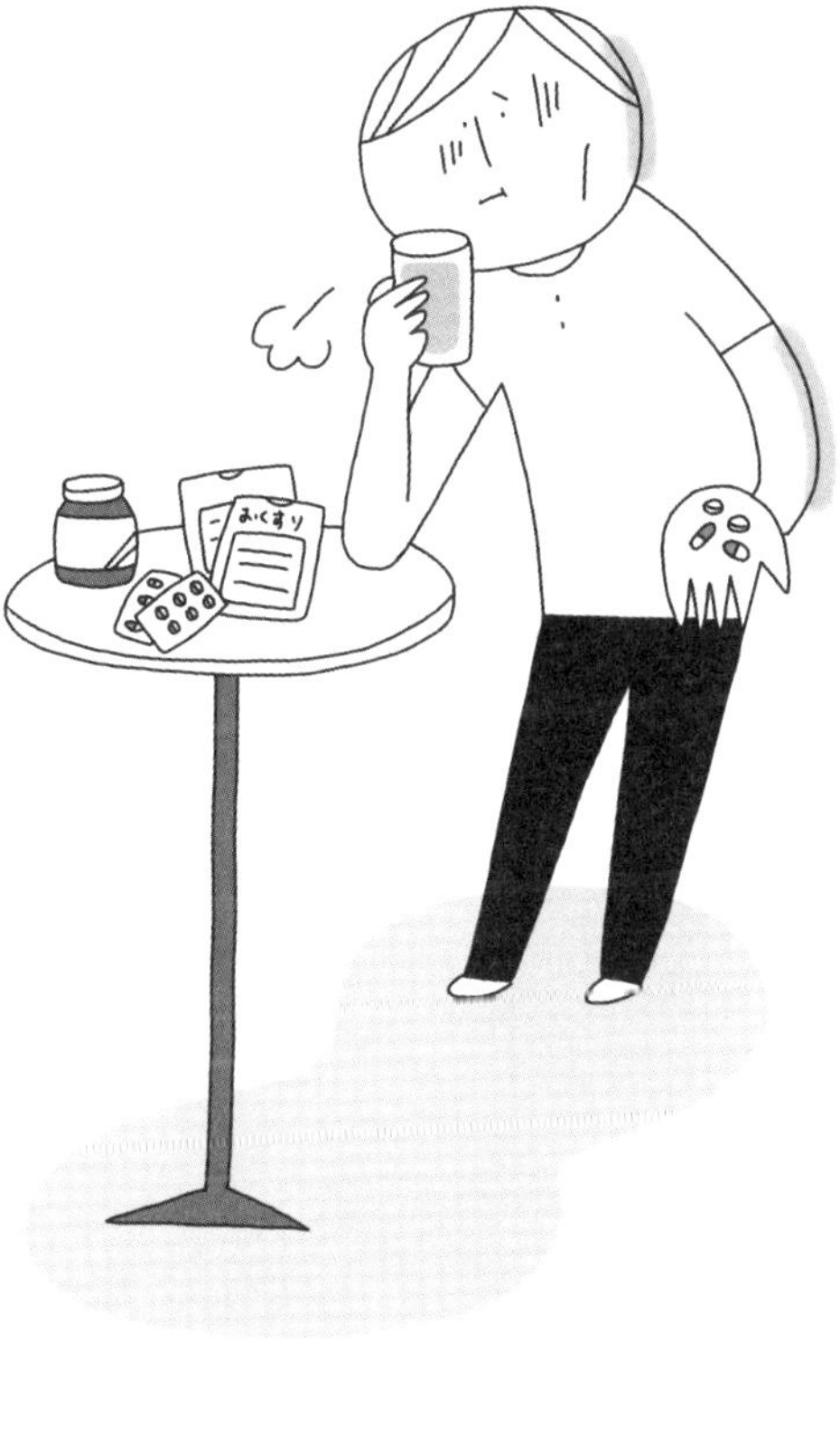

論など、たちまちどこかへ追いやられてしまうのが現実なのです。

さらには、メディアも例外ではありません。

大スポンサーである製薬会社を怒らせると、メディアの明日はありません。したがって、こと「薬信仰」に関するニュースや批評に対しては、ほとんど骨抜きになってしまうのです。

こうして結局、**わりを食うのは、いつもいつも、何も知らされていない一般国民**ということになってしまうのです。

メガファーマー──「製薬会社と健康」の相関関係とは？

ここで世界に目を向けてみると、どうでしょう。

じつは、世界を見回してみても、桃源郷はないのです。

世界各国、とくに先進国は、どこも日本と似たり寄ったりの傾向であることは否めません。必死で利益を追求する製薬会社と、そこに群がる大学、政治家、役人、メディアという構図は、どの国にも見られます。

それほどまでに製薬会社資本は多国籍化し、巨大化してしまっているのです。このように巨大化した製薬会社を、「メガファーマー」と言います。

メガファーマーは、まさに「手負いのガリバー」です。膨大な時間とお金のかかる新薬の開発という大博打をやりながら、かろうじてその巨体を維持し、生き延びているのです。

これは、一製薬企業だけのローカルな問題ではありません。先ほども述べたように、今や一つの新薬をつくるのにさえ社運を賭けなければいけないほど、むずかしくなってしまった創薬の仕組みそのものにも、大きな原因があるかと思います。

けっして製薬会社の肩を持つわけではありません。しかし、望むと望まないとにかかわらず、現在の製薬会社は、**「手負いのガリバー」にならざるを得ない宿命**を背負っているのです。

こうして、製薬会社の巨大化の影響は一国にとどまらず、世界規模に広がっていきました。そしてあろうことか、この「手負いのガリバー」には、天下のＷＨＯ（世界保健機関）さえも意見が言えなくなってしまっているのが現状です。

その一つの例が、1章でも触れた、高血圧に対する例のお達しです。

国際高血圧学会がころころとガイドラインを変え、２００４年、65歳以上は上の血圧は１３９以下、下の血圧は89以下を目標に、65歳未満は、上の血圧は１２９以下、下の血圧は84以下を目標に血圧を下げるようにと、私に言わせれば「？」マークがつくようなお達しを出したことは先述したとおりです。

そんな詐欺みたいなお達しにお墨つきを与えたのが、ＷＨＯです。その背景には、ＷＨＯに圧力をかけるメガファーマーという、由々しき権力図式があるのです。

これらのことを考え合わせると、**要するに彼らは一蓮托生、そしてお金がすべてだ**ということになるでしょう。

今や製薬会社は、「手負いのガリバー」なのです。そんな血相を変えた製薬会社には、誰もまともに手向かうことなどできません。今の社会は、薬の流通を少しでも邪魔するということが、恐ろしくできにくくなってしまっているのです。

「医者の常識」がガラリと変わってきた？

私自身も、以前は研究者でした。

当時は、誰にも何にも左右されることなく、良心に従って真実を探求し、明らかになったことをありのまま発表するというのは当たり前の世界だったのですが、今では少し異なる部分もあるのかもしれません。

お金がないと研究ができないのは事実です。真実を探求すると息巻いてみても、お金がなければ成り立たない。どんな立派な研究機関も、所詮はそんな「砂上の楼閣」なのです。

こうした考えにはあまり与したくありませんが、現実だから仕方がありません。

世界でもっとも有名で権威もある医学雑誌（科学雑誌）でさえ、掲載された論文には、データが改ざんされているのではないか、製薬会社の「ひもつき」、つまりスポンサーがらみの「よいしょ記事」なのではないか、との疑惑が絶えません。

もちろんほとんどはそうではありませんが、皆無でもないのが残念なところです。こんなことは、ふつうの感覚では考えられません。

さらに由々しきことは、データの改ざんなどが、単なる一個人レベルでやられているだけでなく、**組織ぐるみでやられている場合も少なくない**ことです。

私自身も実際に、某超有名製薬会社の元新薬開発部長が、堂々と改ざんの事実を告白している現場に居合せたことがあります。それがさほど業界では稀なことではないことを、そのときに知りました。

こうした経緯も、私を「ドラッグバスター」活動に駆り立てる、一つの大きな動機になっています。改ざんの事実を恥ずかしげもなく公言する。そんなメンタリティを持った御仁を開発部長という重責に任ずるという、いかにもビジネス主導の製薬会社の体質にも大いに疑問を持ったものです。

となれば、いったい私たちは何を根拠に何を信じればいいのか？　そんな究極的な悲観論もただよってきてしまいそうです。

こうして「病人はつくられる！」

話を少し戻しましょう。薬そのものは、人類になくてはならないものです。

その研究開発を担う製薬会社そのものも、なくてはならないもののはずです。

1章でステロイドや抗生物質の存在意義について触れましたが、救世主のようなすばらしい薬は、これらだけではありません。

私たちが痛みの苦痛や恐怖もなく安心して手術を受けることができるのは、麻酔薬のおかげです。

あるいは、インスリン製剤を補うことで、1型の糖尿病は、不治の病ではなくなりました。

このように、**薬のなかには「なくてはならないもの」もあることは事実**ですが、**それにしても、よけいな薬が多いことも事実**です。

しかし、今の時代、そんなよけいな薬も売りつづけなければ、**いい薬、本当に望まれる薬の研究開発がままならない**のもまた、まぎれもない事実なのです。

単に病魔に苦しんでいる人たちを救おうという、純粋に人道的な発想からだけでは、もはや薬づくりはむずかしくなってきたのです。

わかりやすく言うと、今の製薬会社は、よけいな薬を売って大儲けもしなければいけないのです。つまり清濁併せ呑むしたたかさが求められているということです。

その一つの条件として、そのよけいな薬を飲んでくれる患者さんが、全世界にわたって数多くいなくてはいけません。あるいは容易に「患者さん」＝「病人」をつくれるような仕組みにしておかなければいけません。

そのためのWHO、政府、政治家、偉い先生方、メディア……ということなのかもしれません。彼らがそろって協力し、製薬会社を儲けさせるための「お達し」が滞りなく、全世界、津々浦々にまで行き渡るような社会をつくっているのです。

このような具合で、本来の創薬の趣旨とは大きく異なってしまっているのが現況なのだと、私は考えています。製薬会社も会社の存続に必死であり、「儲かるか、どうか」が最優先になっているのです。もはや余裕がなく、人助けどころではありません。

まさに、**病気は「つくられる」、そして薬は「飲まされる」**。そんな本末転倒な世界に、私たちは住んでいるのです。

病気を治すには「氣を本来のあるべき姿に戻せばいい」

これまで薬の話をしてきましたが、ここで言う「薬」とは、「西洋医薬」のことです。

多少の知識のある方なら、「漢方薬はどうなの？」という疑問を持って当然だと思いますので、少しばかりそのことについても触れておかなければいけません。

結論から言いますと、漢方薬にも副作用があります。また、漢方薬も対症治療の一つですので、もちろん「一時しのぎ」のために飲むことに変わりはありません。

西洋医薬に比べると、漢方薬は一般的には副作用は少ない、あるいはゆるやかと言えます。もちろん、だからといってずっと飲みつづけていいはずはありません。漢方薬といえども「毒」であることには違いないからです。

さてここで、もう一つだけ説明を加えておかなければいけません。

それは「中医処方薬」についてです。

みなさんには薬を飲まないよう、これまでくり返し述べてきましたが、例外が、この「中医処方薬」です。なぜなら、この「中医処方薬」は、**自己治癒力を高めることができるすぐれもの**だからです。

中医処方薬？

中医？

きっと聞き慣れない言葉だと思いますが、これを機会に、ぜひ知っていただければと思いますので、少し紙面を割いておきます。

「易筋功《いきんこう》」のところで少し登場した「中医」というのは「中国伝統医学」の略です。

つまり中国に古くから伝わる伝統医学のことで、膨大な量の経験値を根拠とするすばらしい医学だとも言えます。

中医の考え方の基本には「氣《き》」というものがあります。

氣が少なくなったり、氣の流れが悪くなったりすると、人は病気（病氣）になるという考え方を中心として、**病気を治すには氣を「本来のあるべき姿」に戻してあげればいい**とされています。

そういった治療法を踏襲するのが、この中医学なのです。

ちなみに漢方というのは、もともとは中国から伝来したものなのですが、その交通も、江戸時代には途切れてしまいました。それ以来、中国（中医）と日本の伝統医学（漢方）は、おのおの別々の道を歩いていくことになり、今に至っては、似て非なるものとなっています。

たとえば、漢方（日本の伝統医学と言っていいと思います）は、症状と病名で治療方法を考えますが、中医（中国の伝統医学）は、本来の体質と今の氣の状態を加味して治療方法を考えます。

したがって、漢方は西洋医学と同様に対症治療ということになりますが、中医は西洋医学と違って、根本治療を目指すものなのです。

そして本題の「中医処方薬」とは、中医の考え方をもとに、患者さんを診ながら、その人の今の状態に合うようにさまざまな生薬を組み合わせて処方されたものです。

そしてこまめにフォローしながら1～2週間ごとに、またその時々の「今」に合った処方を考え、その都度、処方内容を微妙に変えていきます。つまり体調に合わせてきめ細かく「さじ加減」を加えていくのです。

このように、個々の患者さんそれぞれに合わせて考えられた末に処方されるわけですから、「中医処方薬」とは、ほとんど副作用のない、そして大きな効果が期待できる薬なのです。

ただし、**この「中医処方薬」とて、ずっと飲みつづけるべきものではありません**。もちろん自己治癒力（氣）を高める目的で飲むのですが、最終的には、自分の力で自己治癒力を高めていくほうが自然な考えだと思います。

ちなみに、中医の本家本元、中国には2種類の医師がいます。

一つは西医師で、日本と同じように西洋医学をベースにする医師です。そしてもう一つが中医師と言って、中医の考えに則って治療を行なう医師です。中国では、この2種類の医学のいいところをうまく使うという社会が成り立っています。

中国の人たちは、病気でなくても、季節の変わり目に、よく中医師を訪れます。そして**食事指導とともに、自分に合った中医処方薬をもらう**のです。

とかく季節の変わり目に人は体調を崩しやすいものですし、季節によって体のリズムも微妙に異なってきます。そんなことを踏まえて、食事も指導されたように変えながら、用心のために処方薬をしばらく（2～3週間）飲んで体調を整える習慣（知恵）が、中国には古くからあるのです。

なかなかすぐれた習慣（文化）だとは思いませんか？　私は中国へ行くたびに、何とかこんないい風習（知恵）を日本にも導入できないものかと、うらやましく思えて仕方がないのですが、みなさんはどう思われるでしょうか。

現に私は、「中医師の診察を受けるにはどうしたらいいのか？」と質問を受けることがよくあります。そんな場合には、今のところは中国へ行ってくださいと言わざるを得ないのが、残念でなりません。

これほどすぐれた中医を日本に導入しなければと、私は腐心しているのですが、なかなかお上は首を縦には振ってくれません。

となれば、**結果を見せつけるほかに手立てはない**——このように戦略を変え、近年では、多くの患者さんに中国のすばらしい中医師を紹介してきました。幸い、読みどおりに結果が出つつありますので、お上が首を縦に振るのももはや時間の問題かと期待しているところです。

ちなみに、中医師の免許を取るのは、西洋医学の医師免許を取るよりはるかにむずかしいと言われています。

日本にも、そんな超難関を乗り越えて中医師の免許を取った方はいらっしゃるのですが、まだ非常に数は少なく、また免許を持っているだけでは、じつは臨床では使いものになりません。

実力のあるベテラン中医師に師事し、最低10年以上は臨床経験を積まなければ一人前とは言えないのが、中医のむずかしく、また奥深いところなのです。

そんななか、1日も早く日本に中医を導入できればと切に願う私なのです。それだけで、日本の医療や医学は大きく、いい方向に様変わりするはずです。

西洋医薬ではまずあり得ない話なのですが、薬で元気になる、薬で自己治癒力を高めることができるという、唯一の現実があるということを、ぜひみなさんにも知っておいてほしいと思い、あえてこの項目を加えました。

今日から「健康寿命を延ばす生き方」をしよう

古今東西、薬や医者が不必要にありがたがられる社会は、あまり望ましい社会ではないと相場が決まっているようです。

なぜなら**薬や医者に人気があればあるほど、病人は多くなる傾向にある**と言われているからです。

くしくも1673年、人間の体を機械と見なし、物質で病気を治そうという間違った方向に医学が歩みはじめた時代風潮のさなかに、かのフランスのモリエールは

『病は気から』を著し、そのなかの登場人物にこのように言わしめました。

「患者の大部分は病気のために死んでいくんじゃなくて、薬のために死んでいる」

このように世相を痛烈に批判したモリエールの言に依るならば、薬がよく売れる今の日本は悪しき社会であると言えるのかもしれません。

日本は世界で1、2位を争うほどよく薬が売れる市場であることは、これまでにくり返し述べてきました。

製薬会社やその利権にかかわる役人や教授連中にとっては、日本という国はこのうえないパラダイスなのかもしれません。多国籍企業を含めた外国の製薬会社も、日本を絶好の市場ととらえ、虎視眈々とわが国を狙っています。

しかし、これは私たちにとっては、はなはだ迷惑千万、日本という国は、理想から遠くかけ離れた**理不尽で不健康な社会**と言わざるを得ません。

それなのに、肝心の日本国民の多くは、自分たちの国には最先端の医薬があふれているなどと、のんきなことを考えているようです。むしろ誇りに思っているくらいなのかもしれませんが、少なくとも海外の人たちの目には、たいへん「おかしな国民」と映っています。

もちろん海外の製薬会社にとっては、たいへん「おいしい国民」と映っているのは当然のことです。

「おいしい国民」を続けていても、何ら私たちが得をすることはありません。それどころか自分の寿命を縮めつづけることになりかねないのです。

何かの縁でこの本を手に取り、最後まで読んでくださったみなさんには、ぜひとも元気で長生きをしてほしいと私は切に願ってやみません。

そのためには、私たち医療者や政府が、良識のある提案をしていかなければいけない立場にいるわけなのですが、残念ながら、間違っても薬の販売や服用が法律で禁止されるなんてことは、未来永劫にわたりけっして起こることはないでしょう。

だとすれば、**私たち一人ひとりが考え方を変え、薬信仰を捨て、自立するしか、自分たちを守る手立てはありません。**

しかし、前向きにとらえれば、次のようにも考えられるのではないでしょうか。

つまり、一人ひとりが、まずは薬の常用をやめることにメリットを感じ、できるだけ薬に頼らない生き方をしていくことが、ひいては健康寿命をも延長させてくれるのだと理解すれば、おのずと社会全体も変わっていくはずです。

この先、日本の医療がどうなっていくか。そのキャスティングボートを握っているのは、**とりもなおさず私たち一人ひとり**なのです。

謝辞

この本がヒットすると困る人もきっと少なくはないはずです。とはいえ、たかが薬で命を奪われたり、命を縮めたりしている人は膨大な数にのぼりながらも、あまり顧みられることもありません。

したがってこの本は、自分自身の命を守るためにも、ぜひでも一人でも多くの人たちに読んでいただかなくてはなりません。

こうした患者さんたちや私の切なる意思や心情を、一つの原稿にまとめ上げるまでに、多くの力を借りました。

とりわけ、いつもながら手厳しいNGとダメ出しをしてくれる、橋本豪医師、山口正茂医師、沼田光生医師、谷口一則医師、孫永寧中医師、牟暁陽中医師、そして「e－クリニック」スタッフ、「憩いの森」スタッフ、「幸福堂」スタッフ、「京都気功学院」スタッフには、紙面を借りて感謝の言葉を述べたいと思います。

本書は、本文庫のために書き下ろされたものです。

岡本裕（おかもと・ゆたか）
一九五七年大阪市生まれ。
「e-クリニック」医師、医学博士。
大阪大学医学部、同大学院卒業。大学病院、市中病院、大阪大学細胞工学センター（現、大阪大学大学院生命機能研究科）にて主に悪性腫瘍（ガン）の臨床、研究に携わった後、従来の医療・医学の考え方と手法に限界を感じて臨床医を辞める。一九九五年、阪神淡路大震災を一つのきっかけに「21世紀の医療・医学を考える会」を仲間とともに発足させ、二〇〇一年には、本音で答えるウェブサイト「e-クリニック」をスタート。現在は、ガン患者はもちろんのこと、すべての人を対象に情報発信を行なっている。著書に、『9割の病気は自分で治せる』（中経出版）、『9割の医者は、がんを誤解している！』（飛鳥新社）などベストセラーが多い。
「e-クリニック」ホームページ
www.e-clinic21.or.jp
「e-クリニック」へのお問い合わせ
info@e-clinic21.or.jp
健康増進サイト「e-comment」
www.e-comment.jp

知的生きかた文庫

一生《いっしょう》、「薬《くすり》がいらない体《からだ》」のつくり方《かた》

著　者　岡本《おかもと》　裕《ゆたか》
発行者　押鐘太陽
発行所　株式会社三笠書房
郵便番号一〇二-〇〇七二
東京都千代田区飯田橋三-三-一
電話〇三-五二二六-五七三四〈営業部〉
〇三-五二二六-五七三一〈編集部〉
http://www.mikasashobo.co.jp
印刷　誠宏印刷
製本　若林製本工場

ISBN978-4-8379-7880-0 C0177

「知的生きかた文庫」の刊行にあたって

「人生、いかに生きるか」は、われわれにとって永遠の命題である。自分を大切にし、人間らしく生きよう、生きがいのある一生をおくろうとする者が、必ず心をくだく問題である。

小社はこれまで、古今東西の人生哲学の名著を数多く発掘、出版し、幸いにして好評を博してきた。創立以来五十余年の星霜を重ねることができたのも、一に読者の私どもへの厚い支援のたまものである。

このような無量の声援に対し、いよいよ出版人としての責務と使命を痛感し、さらに多くの読者の要望と期待にこたえられるよう、ここに「知的生きかた文庫」の発刊を決意するに至った。

わが国は自由主義国第二位の大国となり、経済の繁栄を謳歌する一方で、生活・文化は安易に流れる風潮にある。いま、個人の生きかた、生きかたの質が鋭く問われ、また真の生涯教育が大きく叫ばれるゆえんである。そしてまさに、良識ある読者に励まされて生まれた「知的生きかた文庫」こそ、この時代の要求を全うできるものと自負する。

本文庫は、読者の教養・知的成長に資するとともに、ビジネスや日常生活の現場で自己実現できるよう、手助けするものである。そして、そのためのゆたかな情報と資料を提供し、読者とともに考え、現在から未来を生きる勇気・自信を培おうとするものである。また、日々の暮らしに添える一服の清涼剤として、読書本来の楽しみを充分に味わっていただけるものも用意した。

良心的な企画・編集を第一に、本文庫を読者とともにあたたかく、また厳しく育ててゆきたいと思う。そして、これからを真剣に生きる人々の心の殿堂として発展、大成することを期したい。

一九八四年十月一日

押鐘冨士雄

知的生きかた文庫

道元「禅」の言葉

境野勝悟

見返りを求めない、こだわりを捨てる、流れに身を任せてみる……「禅の教え」が手にとるようにわかる本。あなたの迷いを解決するヒントが詰まっています！

「その時歴史が動いた」心に響く名言集

NHK『その時歴史が動いた』[編]

永久保存版『その時歴史が動いた』名語録。各回の主役たちが遺した「歴史の名言」を厳選、そこに込められた哲学や人間ドラマを浮かび上がらせます！

図解 世界がわかる「地図帳」

造事務所

「世界一石油を消費する国」「世界一徴兵期間の長い国」……など、95の新しい視点で世界を切り取った地図帳。「今の世界」「10年後の世界」が見える！

図解 世界史が簡単にわかる戦争の地図帳

松村劭[監修]、造事務所[著]

ポエニ戦争、十字軍、第二次大戦からイラク戦争まで、本書は世界史上、特に重要な28大決戦を切り取った地図帳だ。この1冊で「世界史の流れ」が簡単にわかる！

地図で読む日本の歴史

「歴史ミステリー」倶楽部

こんなに「面白い見方」があったのか！市街地図、屋敷見取り図、陣形図……あらゆる地図を軸に、日本史の「重大事件」に迫る！「新知識」満載の本！

C50082

C50105